Stefan Zettl
Joachim Hartlapp

Krebs und Sexualität

Ein Ratgeber für Krebspatienten und ihre Partner

Mit freundlicher Empfehlung

Weingärtner Verlag

Die Deutsche Bibliothek – CIP-Einheitsaufnahme

Zettl, Stefan:
Krebs und Sexualität: Ein Ratgeber für Krebspatienten und ihre Partner /
Stefan Zettl; Joachim Hartlapp. – 2., aktualisierte Auflage. –
Berlin: Weingärtner, 2002
ISBN 3-9804810-5-0
NE: Hartlapp, Joachim:

2., aktualisierte Auflage

Umschlaggestaltung: Elsa Enns, Bonn
Satz und Layout: luxgrafik, Münster
Druck: Cornelius Kersting, Sankt Augustin
ISBN 3-9804810-5-0

Printed in Germany

INHALT

EINLEITUNG

Sexualität – ist das für krebskranke Menschen überhaupt ein Thema? Können sexuelle Beeinträchtigungen wirklich von Bedeutung sein in einer Situation, in der die Patienten vollständig beansprucht sind von der Bewältigung ihrer Erkrankung und deren Behandlung? Viele würden diese Frage sicher verneinen.

Die Untersuchung einer Gruppe amerikanischer Wissenschaftler weist jedoch auf das Gegenteil hin: 80 Prozent der von ihnen interviewten Krebskranken wünschten ausdrücklich mehr Informationen zum Thema Sexualität.

Die an einem Vulvakarzinom erkrankte Autorin Antje F. schreibt hierzu in ihrem Buch „Diagnose Krebs":

> „Ich habe erlebt, was es heißt, niemandem die Frage nach der ‚Liebe danach' stellen zu können, und wenn ich es doch tat, bekam ich nur ausweichende Antworten zu diesem Thema."

Die erwähnte amerikanische Untersuchung zeigt aber auch, dass 75 Prozent der befragten Patienten das Thema ohne eine ausdrückliche Frage oder Aufforderung ihres Arztes nicht angesprochen hätten. Diese Diskrepanz zeigt, dass Sexualität auch in unserer scheinbar aufgeklärten Gesellschaft immer noch ein Thema ist, über das man kaum offen spricht. Es hat für viele Menschen etwas mit Angst zu tun – Angst vor Ablehnung, Zurückweisung, vor sexuellem Versagen, aber auch mit Empfindungen von Peinlichkeit und

Scham. Solche Gefühle hindern die Betroffenen nicht nur daran, sich in eine fachliche Beratung zu begeben. Sie erschweren es den Patienten auch, ihre sexuellen Probleme mit ihrem Partner zu besprechen.

Das vorliegende Buch möchte an diesem Punkt Hilfestellung leisten. Es vermittelt grundlegende Informationen zur menschlichen Sexualität sowie über mögliche Einflüsse einer Krebserkrankung und deren Behandlung auf das sexuelle Erleben und Verhalten.

Einen besonderen Schwerpunkt legt das Buch auf die Darstellung von Krebserkrankungen, die die Sexualität der Patienten unmittelbar beeinträchtigen. Die medizinischen, psychologischen sowie die sozialen Aspekte sexueller Störungen in Folge der Krankheiten werden in den einzelnen Kapiteln ausführlich dargestellt. Dabei kommen auch die Betroffenen selbst in ausführlichen Erfahrungsberichten zu Wort. Ihre Schilderungen werden anschließend kommentiert und aus wissenschaftlicher Sicht ergänzt.

Auch wenn die geschilderten Fälle nicht alle Probleme darstellen können und auch nicht auf jeden Patienten zutreffen müssen, ermutigen sie vielleicht den Leser, notwendige Schritte zur Bewältigung der eigenen Situation zu unternehmen.

In einem Glossar findet der Leser verständliche Erklärungen der im Text vorkommenden medizinischen Begriffe sowie Hinweise auf hilfreiche Bücher und Adressen.

Dieses Buch ersetzt nicht das Gespräch mit dem behandelnden Arzt. Aber ein informierter Patient ist viel besser dazu in der Lage, die für ihn wichtigen und entscheidenden Fragen zu stellen und mit seinem Arzt gemeinsame Entscheidungen zu treffen. Und es kann dabei helfen, gemeinsam mit dem Partner die durch eine Krebserkrankung veränderte Sexualität besser zu verstehen und weiterzuentwickeln.

Das Buch richtet sich – auch wenn wir diesem Thema kein eigenes Kapitel gewidmet haben – ebenso an homosexuelle Patientinnen und Patienten.

DIE LEBENSGESCHICHTLICHE ENTWICKLUNG UND BEDEUTUNG DER SEXUALITÄT FÜR DAS MENSCHLICHE ERLEBEN

Unser Leben ist ohne Sexualität nicht vorstellbar. Wir alle verfügen über sexuelle Vorstellungen und Empfindungen, Verhaltensweisen und Überzeugungen, Vorlieben und Abneigungen – unabhängig davon, ob wir Sexualität praktizieren oder nicht.

Dabei lebt jeder von uns seine eigene Sexualität, einzigartig und unvergleichlich wie wir selbst. In der Art, wie wir uns sexuell verhalten und wie wir sexuell empfinden, spiegeln sich unsere bisherige Lebensgeschichte, unsere individuellen Erfahrungen wider und auch die besonderen gesellschaftlichen Umstände, in denen wir aufgewachsen sind und bisher gelebt haben. Die Erziehungseinflüsse der Eltern werden in diesem Zusammenhang auf mehreren Ebenen wirksam; dabei sind nicht nur die verbalen Mitteilungen von Bedeutung, sondern in gleicher Weise nonverbale Botschaften über die Sexualität. Die Schilderungen der unterschiedlichen Kindheitserinnerungen von zwei Frauen machen dies deutlich:

„Sonntags morgens saßen wir fast immer gemeinsam beim Frühstück. Das war so etwas wie ein Ankerpunkt für unser Familienleben, der für alle verbindlich war. Die Stimmung war meistens gut – wir haben viel miteinander erzählt und geplant, was wir an dem Tag gemeinsam unternehmen wollten. Ich erinnere mich daran, dass mein Vater manchmal meine Mutter von hinten umarmte und mit einer Hand in ihren Bademantel griff und sie zärtlich berührte. Meine Mutter lachte dabei oft und gab meinem Vater einen Kuss – es gab da so ein Einverständnis zwischen den beiden; das war für mich deutlich spürbar, obwohl ich noch klein war. “

” Sonntags vormittags zog sich mein Vater meistens mit meiner Mutter ins Schlafzimmer zurück. Ich glaube, es wurde nie darüber gesprochen, was sie da eigentlich machen – aber es war klar, dass wir nicht zu stören hatten. Häufig kam meine Mutter später mit einem versteinerten Gesicht wieder nach draußen und ging ins Bad, um sich zu waschen. Sie hat nie etwas zu mir gesagt – trotzdem habe ich seit damals das Gefühl, dass Sexualität für eine Frau nichts Schönes sein kann. “

Es ist offensichtlich, wie die unterschiedlichen Erfahrungen der beiden Frauen ihre Konzepte über ihre Weiblichkeit und Sexualität mit geprägt haben. Die Spannweite der individuellen Bilder und Vorstellungen über die eigene Sexualität reicht von ablehnend über bejahend bis hin zu einer Art von Sucht.

Die amerikanische Psychoanalytikerin Avodah Offit beschreibt diese Vielfalt sexuellen Erlebens so:

” Sexualität ist, was wir daraus machen: Eine teure oder billige Ware, Mittel der Fortpflanzung, Abwehr der Einsamkeit, eine Kommunikationsform, eine Waffe der Aggression (Herrschaft, Macht, Strafe, Unterwerfung), ein

Sport, Liebe, Kunst, Schönheit, ein idealer Zustand, das Böse, das Gute, Luxus oder Entspannung, Belohnung, Flucht, ein Grund der Selbstachtung, ein Ausdruck der Zuneigung, eine Art der Rebellion, eine Quelle der Freiheit, Pflicht, Vergnügen, Vereinigung mit dem All, mystische Ekstase, indirekter Todeswunsch oder Todeserleben, ein Weg zum Frieden, eine juristische Streitsache, eine Art, menschliches Neuland zu erkunden, eine Technik, eine biologische Funktion, Ausdruck psychischer Gesundheit oder Krankheit oder einfach eine sinnliche Erfahrung.“

Alles das kann Sexualität sein, und so wie sich die Lebensgeschichte, -umstände und Erfahrungen von Menschen unterscheiden, sind auch das sexuelle Erleben und Verhalten verschieden.

Neben unseren individuellen Erfahrungen auf unserem bisherigen Lebensweg hat uns aber auch die uns umgebende Kultur mit ihren unzähligen Normen und Regeln in unserem sexuellen Erleben und Verhalten geprägt. Diese Kultur begegnete und begegnet uns insbesondere durch die elterliche Erziehung, durch gesellschaftliche Institutionen wie Kirche und Schule sowie die Massenmedien mit ihren unterschiedlichen Leitbildern und Moralvorstellungen.

In den vergangenen 30 Jahren hat eine deutliche Liberalisierung im Umgang mit dem Thema Sexualität stattgefunden. Sexuelle Fragen werden heute offener besprochen und sind weniger mit Schuldgefühlen verbunden als früher. Sexualkundeunterricht ist zu einem regulären Bestandteil der Unterrichtspläne an den Schulen geworden. Normen und

Werte wandeln sich. Beispielsweise wird zunehmend akzeptiert, dass auch ältere Menschen einen Anspruch auf eine befriedigende Sexualität haben, und auch krankheits- und altersbedingte Einschränkungen des sexuellen Erlebens werden nicht mehr unbedingt als selbstverständlich hingenommen.

Die gesellschaftlichen Einflüsse zeigen jedoch nicht nur eine befreiende Wirkung auf den einzelnen. In unserer Kultur ist beispielsweise eine deutliche Prägung der Sexualität durch das Leistungs- und Anspruchsdenken zu beobachten: Alles soll möglich sein und deshalb auch im Sexuellen Spitzenleistung erbracht werden. Häufig wird nicht danach gefragt, wie oft eine Frau und ein Mann das Bedürfnis empfinden, miteinander zärtlich zu sein, sondern das Zusammensein wird neuerdings dadurch bestimmt, wie oft ein Durchschnittspaar pro Woche miteinander verkehrt.

Die hierzu in manchen Zeitschriftenartikeln oder Buchveröffentlichungen genannten Zahlen sind häufig bei näherer Betrachtung wissenschaftlich nicht haltbar und geben ein mehr oder weniger verzerrtes Bild der Sexualität wieder. Einigermaßen zuverlässige Untersuchungen zeigen eine andere Realität des Sexuallebens zwischen Männern und Frauen. Dazu einige Beispiele: 80 Prozent der Befragten hatten im Jahr vor der Befragung keinen oder nur einen Sexualpartner. 34 Prozent der Verheirateten hatten im gleichen Zeitraum außereheliche Beziehungen. Die Hälfte aller Befragten hatte seltener als einmal in der Woche Geschlechtsverkehr. Diese Häufigkeiten unterschieden sich zwar hinsichtlich einzelner Altersgruppen, aber zusammenfassend muss festgestellt werden, dass das Bild der Sexualität, wie es von einigen Medien verbreitet wird, kaum mit der Wirklichkeit übereinstimmt.

Diese Fehlinformationen sind aber mit dafür verantwortlich, warum sich viele Menschen sexuell unter Leistungsdruck fühlen („mindestens drei Orgasmen hintereinander") und kaum auf ihre eigenen, individuellen Bedürfnisse achten. Dazu die Äußerung eines Patienten:

» In der Öffentlichkeit wirst du immer mit dem Bild konfrontiert, dass du als Mann potent zu sein hast. Wenn du impotent bist – egal aus welchen Gründen –, dann bist du kein richtiger Mann mehr. Als ich nach meiner Operation keine Erektion mehr bekommen konnte, ist für mich eine Welt zusammengebrochen. Ich habe mir nur mühsam ein neues Bild von Männlichkeit aufbauen können … dass ich ein richtiger Mann bin, auch wenn ich nicht mehr in der gewohnten Form mit einer Frau schlafen kann. «

Für viele Menschen ändert sich die Bedeutung der Sexualität in verschiedenen Lebensabschnitten und Phasen einer Partnerschaft. Befragungen zeigen zum Beispiel, dass mit zunehmender Dauer einer Partnerschaft die Bedeutung der Sexualität in den Hintergrund treten kann und andere Aspekte an Bedeutung gewinnen. Die gemeinsam geteilte Zärtlichkeit wird von vielen älteren Paaren als wichtiger eingeschätzt als der möglichst häufige Vollzug des Beischlafs – auch wenn es natürlich eine große Spannbreite ganz unterschiedlicher individueller Erfahrungen gibt.

Befragungen zeigen jedoch auch, dass die meisten Menschen Körperlichkeit und Sexualität bis ins hohe Alter hinein als einen wichtigen Teil der eigenen Person ansehen. Die Sexualität bleibt auch für viele ältere Menschen bedeutsam – selbst wenn sie schon lange nicht mehr aktiv mit einem Partner geteilt wird. Das machen die folgenden Äußerungen deutlich:

» Auch wenn ich meine Wechseljahre schon lange hinter mir habe und keine Kinder mehr bekommen kann – es macht mir viel aus, dass mir jetzt meine Gebärmutter entfernt werden soll. Das hat für mich etwas mit Frausein zu tun. «

Eine 64-jährige Patientin mit Gebärmutterkrebs

» Eigentlich sollte es kein großer Verlust sein, dass ich nach der Therapie keine Erektion mehr bekommen kann, weil ich nur noch sehr selten mit meiner Frau schlafe. Aber das Gefühl, dass ich könnte, wenn ich wollte, war mir immer sehr wichtig. Das geht mir jetzt unwiederbringlich verloren. «

Ein 69-jähriger Patient mit Prostatakrebs

Die unterschiedliche Bedeutung und das individuelle Erleben der eigenen Sexualität sind auch dafür verantwortlich, dass Patienten ganz unterschiedlich auf krankheitsbedingte Einschränkungen ihrer Sexualität reagieren. Während der eine unter seiner sexuellen Beeinträchtigung in hohem Maß leidet, erlebt sie ein anderer eher mit Gleichgültigkeit oder sogar mit Erleichterung:

> „Endlich habe ich einen Grund, um mich den Wünschen und Anforderungen meines Partners entziehen zu können."
>
> Äußerung einer Patientin im ersten Gespräch mit dem psychologischen Berater

Die eigenen lebensgeschichtlichen Erfahrungen spielen dabei eine wichtige Rolle. Menschen, die schon von Jugend an sexuell aktiv waren, sind eher bereit, neue Formen von Zärtlichkeit und Körperkontakt zu entwickeln. Andere, die ihr Leben lang unter sexuellen Schuldgefühlen („Sex ist unanständig"), sexueller Überforderung durch den Partner oder Gewalterfahrungen gelitten haben, sind vielleicht eher froh, dass für sie das Kapitel Sexualität beendet ist.

Aber ganz allgemein gilt: Ein an Krebs erkrankter Mensch mag durch die Krankheit oder Therapiefolgen in seinen Fähigkeiten eingeschränkt sein, den Geschlechtsakt zu vollziehen. Das heißt aber nicht, dass er über keine Sexualität mehr verfügt.

KÖRPERLICHE GRUNDLAGEN DER WEIBLICHEN SEXUALITÄT

Der Aufbau der weiblichen Geschlechtsorgane

Der äußere Genitalbereich (Vulva) umfasst die großen und kleinen Schamlippen (Labien), den Kitzler (Klitoris), den Scheideneingang, die Harnröhrenöffnung und den Dickdarmausgang. Der Bereich zwischen den äußeren Geschlechtsteilen und dem After wird als Damm bezeichnet. Die großen Schamlippen sind mit einem schwammigen Gewebe gefüllt und dienen dem Schutz der kleinen

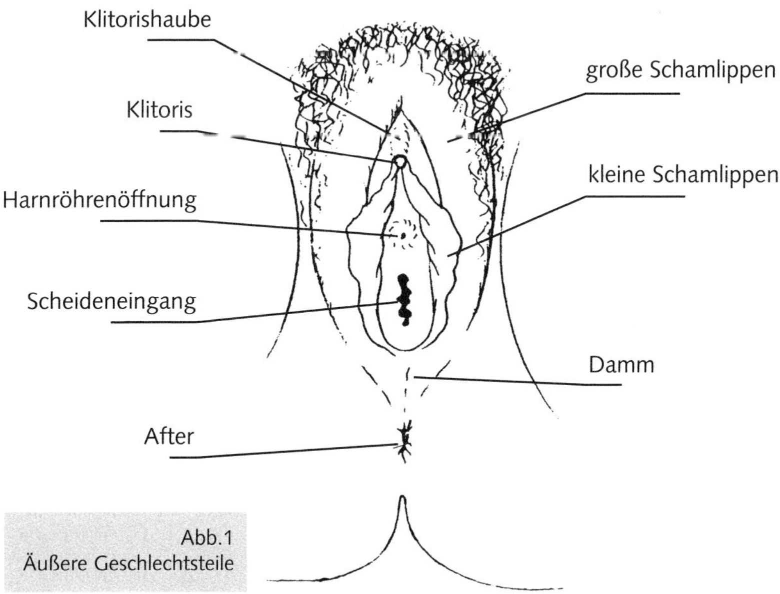

Abb.1
Äußere Geschlechtsteile

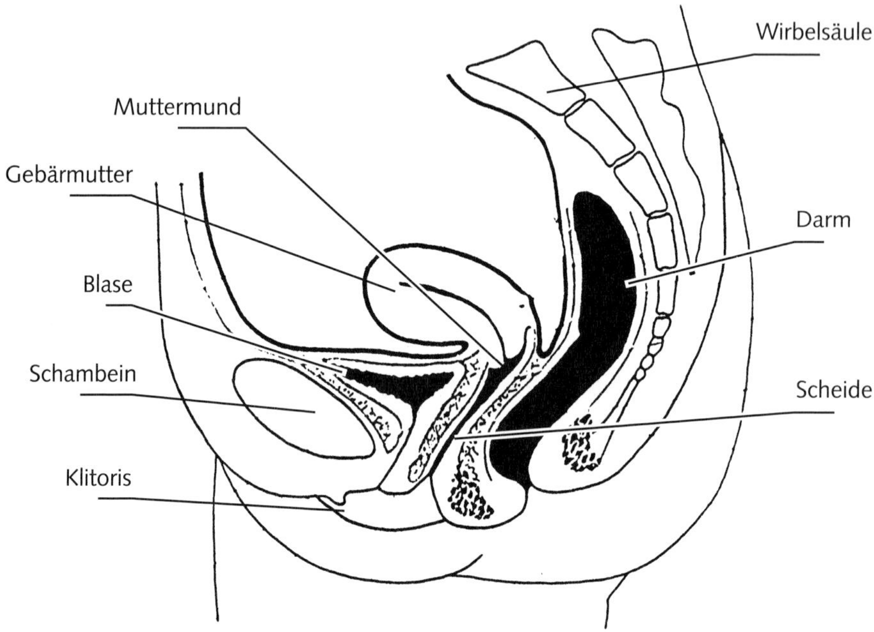

Abb.2
Weibliche Genitalien

Schamlippen und der Klitoris. Bei sexueller Erregung schwillt der gesamte Bereich leicht an und färbt sich durch die intensivere Durchblutung dunkler. Die Klitoris hat ähnlich wie der männliche Penis einen Schwellkörper und eine Eichel. Sie reagiert besonders empfindsam auf Berührungen und sendet Impulse an das Gehirn, die mit für die Auslösung des Orgasmus verantwortlich sind.

Zu den inneren Geschlechtsorganen gehören die Gebärmutter (Uterus), der Muttermund (Zervix), der die Verbindung zwischen Uterus und Scheide bildet, sowie die beiderseits liegenden Eileiter und Eierstöcke. Während der fruchtbaren Jahre der Frau produzieren die Eierstöcke einmal im Monat ein befruchtungsfähiges Ei. Nach dem Eisprung verlässt es den Eierstock und wandert durch den Eileiter bis in die Gebärmutter. Ein reifes Ei bleibt etwa ein bis zwei Tage befruchtungsfähig. Kommt es während dieser Zeit zu einem Zusammentreffen mit einem männlichen Samen (Spermium), verschmelzen beide miteinander, und das befruchtete Ei nistet sich in der Gebärmutterschleimhaut ein. Wird eine Frau während der fruchtbaren Tage jedoch nicht schwanger, fällt die im monatlichen Rhythmus gewachsene Uterusschleimhaut in sich zusammen und wird während der Monatsblutung abgestoßen. Das unbefruchtete Ei baut der Körper wieder ab.

Die Bedeutung der Sexualhormone

Die weiblichen Sexualhormone sind die Östrogene und die Gestagene. Sie steuern zahlreiche Funktionen, die in Zusammenhang mit der Sexualität und Fortpflanzung stehen – jedoch entgegen der weitverbreiteten Auffassung nicht die Entstehung von sexueller Lust. Dafür sind die Androgene – also eigentlich männliche Sexualhormone – verantwortlich. Sie werden im weiblichen Körper vor allem in den Nebennieren und in geringerem Maß in den Eierstöcken gebildet. Daher verschwindet mit den Wechseljahren auch nicht das sexuelle Verlangen, da nur die Produktion der weiblichen Hormone versiegt. Werden wegen einer Krebserkrankung die Eierstöcke operativ entfernt, hat dies keinen Einfluss auf das sexuelle Verlangen oder die Fähigkeit, se-

xuelle Berührungen als lustvoll zu empfinden.
Die Östrogene sind allerdings dafür verantwortlich, dass die Scheide feucht und dehnbar bleibt. Ist eine Frau sexuell nicht erregt, ähnelt die Scheide einem zusammengefallenen Schlauch und keinem offenen Tunnel, wie häufig geglaubt wird.

Mit zunehmender sexueller Erregung dehnt und öffnet sich die Scheide. Gleichzeitig sondern dafür spezialisierte Zellen, welche die Scheide auskleiden, eine Flüssigkeit ab, die das Innere gleitfähig macht und damit das Eindringen des männlichen Gliedes erleichtert (Lubrikation). Bei niedrigem Östrogenspiegel, zum Beispiel nach den Wechseljahren oder nach einer operativen Entfernung beider Eierstöcke, benötigt der Körper länger, um die benötigte Ausdehnung und Feuchtigkeit der Scheide zu erreichen. Beim sexuellen Verkehr können dadurch Schmerzen auftreten, oder das Eindringen des Gliedes kann als unangenehm empfunden werden.

Was geschieht während des sexuellen Verkehrs?

Die aufkommende sexuelle Erregung führt zu charakteristischen Veränderungen der inneren Organe der Frau. Der gesamte Genitalbereich – also Damm, Harnröhre, Klitoris und Vagina, Gebärmutter, Eierstöcke und Eileiter – wird intensiver durchblutet und schwillt dadurch an. Drüsenzellen produzieren ein Sekret, das die Scheide und den Scheideneingangsbereich feucht werden lässt. Die stärkere Durchblutung der Scheide führt auch dazu, dass sich ihre Wände verdicken und sie dadurch

enger wird.
Durch die Anschwellung des Gebärmutterbandes, das wie eine Decke über der Harnblase liegt, wird die Gebärmutter in ihrer Lage verändert und hochgezogen, so dass sich die Vagina vergrößert. Ebenso schwellen die Brustwarzen an und stellen sich auf. Das Ausmaß dieser Veränderungen hängt vom Grad der Erregung ab.

Bei zunehmendem Ansteigen der Anspannung kommt es zu weiteren Veränderungen: Alle Muskeln im Bereich des Beckens spannen sich an, ebenso die Gesäßmuskulatur. Herzfrequenz, Blutdruck und Atemfrequenz steigen an, und es kann schließlich zum Orgasmus kommen. Der Orgasmus ist ein natürlicher Reflex, ausgelöst durch die zunehmend lustvolle Erregung. Er ist körperlich dadurch gekennzeichnet, dass sich die Gebärmutter und das äußere Drittel der Scheide bis zu 15 Mal schnell hintereinander zusammenziehen. Jede dieser Kontraktionen erfolgt in einem zeitlichen Abstand von weniger als einer Sekunde. Das Zusammenziehen ist von mehr oder weniger intensiven lustvollen Empfindungen begleitet, die sich in Wellen im ganzen Genitalbereich oder auch über den ganzen Körper ausbreiten können.

Die Intensität und das Erleben während des Orgasmus können sich von Mal zu Mal sehr unterscheiden. Manche Frauen sind dazu in der Lage, mehrere Orgasmen hintereinander zu empfinden, bei anderen kommt es zu einem intensiven Höhepunkt, nach dem sie aufhören möchten. Danach klingt die Erregung schrittweise ab, Puls, Blutdruck und Atemfrequenz sinken wieder auf ihre normalen Werte ab, und die Durchblutung kehrt auf das ur-

sprüngliche Niveau zurück.
Obwohl es sich beim Orgasmus um einen natürlichen Reflex handelt, brauchen die meisten Frauen einige Erfahrung, um ihn auslösen zu können. Vielen fällt es leichter, ihn durch das Streicheln des äußeren Genitalbereiches zu erreichen als während des eigentlichen Geschlechtsverkehrs. Untersuchungen aus den Vereinigten Staaten zeigen beispielsweise, dass mindestens ein Drittel der befragten Frauen nur durch zusätzliches Streicheln während des Geschlechtsverkehrs zu einem Orgasmus gelangen.

Die Möglichkeiten der Stimulierung sind vielfältig und variieren von Frau zu Frau: Besonders empfindsam reagieren die inneren Schamlippen und die Klitoris. Viele Frauen kommen am leichtesten zum Höhepunkt, wenn ihre Klitoris berührt wird. Einige wenige Frauen können einen Höhepunkt schon mit Hilfe lebhafter sexueller Vorstellungen erreichen oder durch das Streicheln der Brüste. Auch der übrige Genitalbereich wie die äußeren Schamlippen und der After gehört zu den erogenen Zonen, doch ist deren Empfänglichkeit für stimulierende Berührungen von Frau zu Frau verschieden.

KÖRPERLICHE GRUNDLAGEN DER MÄNNLICHEN SEXUALITÄT

Der Aufbau der männlichen Geschlechtsorgane

Das Glied (Penis) besteht aus zwei parallel verlaufenden Schwellkörpern (Corpora cavernosa), die ähnlich einem Schwamm Blut in sich aufnehmen können und dadurch zum Steifwerden des Gliedes (Erektion) beitragen. An der Unterseite des Gliedes befindet sich ein weiterer Schwellkörper, in den die Harnröhre eingebettet ist und dessen vorderes Ende sich zur Eichel verdikkt. Durch die Harnröhre werden der Urin und beim Samenerguss das Sperma nach außen abgegeben. Direkt unter ihrer Mündung liegt das Bändchen, das die Vorhaut und die Eichel miteinander verbindet.

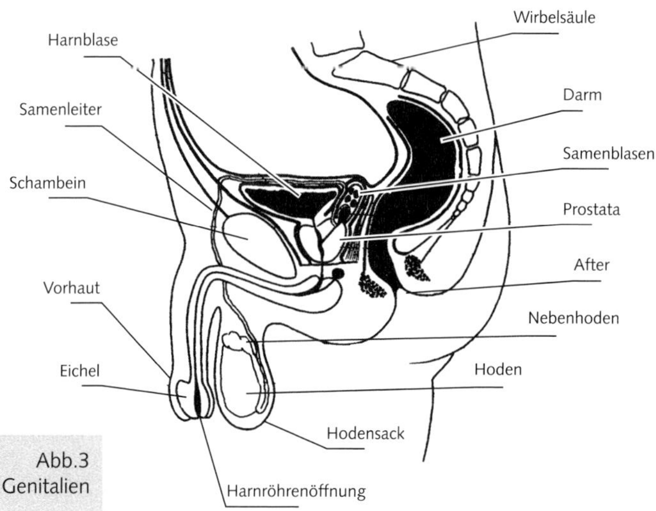

Abb.3
Männliche Genitalien

Die beiden Hoden (Testikel) sind im Hodensack (Skrotum) untergebracht. In den Hoden werden die Samenzellen (Spermien) produziert, die anschließend in den an der Rückseite der Hoden anliegenden Nebenhoden weiter ausreifen und befruchtungsfähig werden. In den Hoden wird auch das männliche Sexualhormon Testosteron produziert und von hier aus in die Blutbahn abgegeben. Die Samenleiter transportieren die Spermien durch die Prostata hindurch in die hintere Harnröhre. Beim Orgasmus des Mannes kommt es zum Samenerguss (Ejakulation). Dabei wird der innere Blasenschließmuskel verschlossen, so dass kein Urin austritt und Samen nicht in die Blase fließen kann. Durch diesen Schließmechanismus werden die befruchtungsfähigen Spermien über die vordere Harnröhre nach außen geschleudert.

Eine Samenzelle braucht für ihre gesamte Entwicklung in Hoden und Nebenhoden etwa 30 Tage. Dieser Zeitabstand ist dann von Bedeutung, wenn nach einer Chemo- oder Strahlentherapie ein Kinderwunsch besteht. Eine Befruchtung sollte aus Sicherheitsgründen erst nach einem Mindestabstand von sechs Monaten erfolgen, um einer genetischen Schädigung des Kindes vorzubeugen.

Im Becken gehören noch die Vorsteherdrüse (Prostata) sowie die beiden Samenblasen und die Cowper'schen Drüsen zu den sogenannten „inneren Geschlechtsorganen“. Die Prostata ist eine etwa kastaniengroße Drüse, die direkt vor der Harnblase liegt. Daher der Name „Vorsteherdrüse“. Ihre beiden Seitenlappen umschließen ringförmig die Harnröhre. Ihre Aufgabe besteht in der Produktion einer Flüssigkeit, die bei der Befruchtung die Fortbewegung der Samenfäden ermöglicht.

Etwa ein Drittel der bei einer Ejakulation ausgestoßenen milchigen und eiweißhaltigen Flüssigkeit entstammt der Prostata, der Rest der Samenblase. Zu diesen Eiweißsubstanzen gehören die saure Prostata-Phosphatase sowie das Prostataspezifische Antigen (PSA), die bei der Diagnostik entarteter Prostatazellen als „Tumormarker" verwendet werden. Das PSA ist auch im Blut nachweisbar und kann bei Prostatakrebs erhöht sein. Ausgelöst wird die Produktion des Prostatasekretes durch das Hormon Testosteron.

Etwa ab dem 40. Lebensjahr bildet sich bei vielen Männern eine gutartige Vergrößerung der Vorsteherdrüse, das sogenannte Prostataadenom. Sie spüren dies zumeist durch Beschwerden beim Wasserlassen und eine unvollständige Entleerung der Blase.

Als Spermiogramm wird die Untersuchung des männlichen Samens bezeichnet, um die Zahl und Beweglichkeit der Samenfäden zu untersuchen und daraus Rückschlüsse auf die Fruchtbarkeit zu ziehen. In einem Befund werden folgende Fachbegriffe verwandt:

Normozoospermie	Normaler Befund
Oligozoospermie	Weniger als 20 Mio. Spermatozoen pro Milliliter (ml)
Asthenozoospermie	Weniger als 50 Prozent Spermatozoen mit ausreichender Beweglichkeit
Teratozoospermie	Weniger als 30 Prozent der Spermatozoen mit normalem morphologischen Aufbau
Oligoasthenoteratozoospermie	Kombination aller drei zuvor genannten Defekte
Azoospermie	Keine Spermatozoen im Ejakulat
Parvisemie	Ejakulatvolumen über 2 ml
Aspermie	Kein Ejakulat

Die Bedeutung des Sexualhormons Testosteron

Das Testosteron ist für mehrere Funktionen von Bedeutung: für die Entwicklung der Sexualorgane und die Erektion. Zudem bewirkt es, dass von der Prostata vermehrt Drüsensekrete gebildet werden. Es beeinflusst bei Männern und Frauen die Lust auf Sexualität sowie die sekundären männlichen Geschlechtsmerkmale wie den Bartwuchs oder eine tief klingende Stimme.

Die Produktion des Testosterons wird von zwei Hormondrüsen, dem Hypothalamus und der Hypophyse gesteuert. Sie liegen im Zentralnervensystem und regeln auch die Östrogenproduktion. Sinkt der Testosteronspiegel im Blut ab, sendet der Hypothalamus einen Botenstoff an die Hypophyse, um das Luteinisierende Hormon LH auszuschütten. Dieses gelangt über den Blutkreislauf zu den Hoden und stimuliert dort die Testosteronproduktion. In geringen Mengen werden das Testosteron und dessen Vorstufen bei Männern und Frauen auch in den Nebennieren hergestellt. Wurde ausreichend Testosteron gebildet, schränkt die Hypophyse die Ausschüttung des Luteinisiernden Hormons ein. Der Hormonspiegel ist von Mann zu Mann verschieden, aber es besteht bei den wenigsten gesunden Männern ein Testosteronmangel. Liegt ein solcher jedoch vor, kann es zu einer verminderten Lust auf Sexualität und zu Erektionsstörungen kommen.

Was geschieht während des sexuellen Verkehrs?

Durch die zunehmende sexuelle Erregung wird eine Erektion ausgelöst. Dazu werden vom Zentralnervensystem über das Rückenmark Signale an den Beckenraum weitergeleitet. Sie bewirken, dass sich die Arterien in den Schwellkörpern des Gliedes ausdehnen und dadurch eine verstärkte Durchblutung einsetzt. Gleichzeitig verengen sich die Venen, die normalerweise das Blut aus dem Penis wieder abführen, und erzeugen auf diese Weise einen Blutstau.

Bei weiterer Stimulation kommt es zum Orgasmus, der durch getrennte Nervenbahnen gesteuert wird, die vom Rükkenmark ausgehen. Der Orgasmus verläuft in zwei Phasen. In der ersten, der Emissionsphase, ziehen sich Prostata, Samenblasen und die Samenleiter zusammen und mischen auf diese Weise Spermien mit der Samenflüssigkeit. Der Mann hat in dieser Phase die Empfindung, dass er sich nicht mehr zurückhalten kann und gleich einen Orgasmus haben wird. In der zweiten, der Ejakulationsphase, wird durch rhythmische Kontraktionen der Samen durch die Harnröhre und den Penis nach außen gestoßen.

Neben den Nervenbahnen, welche die Erektion und den Orgasmus steuern, sind weitere Nerven für die Empfindsamkeit an der Oberfläche des Gliedes verantwortlich. Da sie im Bauchraum einen anderen Verlauf nehmen als die erstgenannten Nerven, bleibt im allgemeinen die Fähigkeit, Berührungen als lustvoll zu erleben, auch dann erhalten, wenn die Erektionsfähigkeit durch eine Operation beeinträchtigt wurde, zum Beispiel durch eine Prostatektomie. Ein Mann kann also trotz fehlender Erektion Zärtlichkeiten genießen und dabei zu einem Orgasmus kommen.

Immer wieder begegnet man der Vorstellung, das Glied müsse während eines sexuellen Zusammenseins dauerhaft und in gleicher Stärke steif sein. Tatsächlich erleben fast alle Männer immer wieder Schwankungen ihrer Erektion, die den Grad ihrer Erregtheit widerspiegeln, ohne dies als Beeinträchtigung zu erleben. Viele Männer erleben auch eine genussvolle Sexualität ohne ausgeprägte Erektion. Anders als bei Frauen gibt es bei Männern eine Zeit nach dem Orgasmus, in der kein weiterer Höhepunkt möglich ist (Refraktärperiode). Sie ist bei jüngeren Männern gewöhnlich kurz – vielleicht nur wenige Minuten – und verlängert sich mit zunehmendem Lebensalter. Eine Reihe von Männern lernen deshalb, ihren Samenerguss so lange wie möglich hinauszuzögern oder ihn ganz zurückzuhalten, um so häufiger sexuellen Verkehr haben zu können.

SEXUALITÄT IM ALTER

Ist für ältere Menschen Sexualität noch ein bedeutsames Thema? Benötigen sie dazu Informationen, Beratung oder Unterstützung? Was wissen wir überhaupt über die Sexualität älterer Menschen?

Von der Gesellschaft wird die Sexualität älterer Menschen weitgehend verleugnet und werden ältere Paare eher als asexuell betrachtet. Die amerikanischen Sexualwissenschaftler Masters und Johnson schreiben dazu:

> „Diese ablehnende Einstellung erklärt auch, warum es nicht viele Hollywood-Filme gibt, in denen ältere Paare miteinander im Bett gezeigt werden, sondern viel eher wird in den Filmen die Vorstellung vermittelt, die ‚goldenen Jahre' seien eine Zeit der platonischen Liebe, in der eine Umarmung, das Streicheln einer Wange oder vielleicht sogar der eine oder andere Kuss akzeptabel sind, aber alles offenkundig Sexuelle pervers oder unnatürlich wäre."

Obwohl das sexuelle Erleben und Verhalten älterer Menschen zunehmend erforscht wird, liegen dazu bisher nur wenige gesicherte Erkenntnisse vor. Grundsätzlich gilt: Es kommt zwar mit zunehmendem Lebensalter zu Veränderungen der körperlichen sexuellen Reaktionen; sie sind jedoch keinesfalls mit einem Verlust der Sexualität gleichzusetzen. Ältere Menschen wissen allerdings oft erstaunlich wenig über diese altersbedingten Veränderungen.

Bei Frauen kommt es insbesondere durch den Östrogenmangel zu einer Verdünnung des die Scheide auskleidenden Gewebes sowie zu einer Verringerung und Verzögerung des Feuchtwerdens (Lubrikation) bei sexueller Erregung. Dies führt gelegentlich zu Schmerzen beim sexuellen Verkehr, kann aber durch die Verwendung einer Gleitcreme oder eines Gleitgels verhindert oder behoben werden, die in jeder Apotheke erhältlich sind. Für die Entwicklung des sexuellen Verlangens sind auf hormoneller Ebene die Androgene verantwortlich, die in der Nebennierenrinde gebildet werden. Der Abfall des Östrogenspiegels nach den Wechseljahren führt deshalb nicht automatisch zu einem verminderten sexuellen Interesse.

Bei Männern nimmt die Produktion des männlichen Geschlechtshormons Testosteron schrittweise ab. Das Maximum der Aktivität liegt um das 30. Lebensjahr, nach dem 60. Lebensjahr ist noch etwa ein Drittel der Hormonbildung gewährleistet. In den letzten Jahren hat sich für die Auswirkungen dieser hormonellen Veränderungen der wissenschaftliche Begriff des Partiellen Androgendefizits des alternden Mannes (PADAM) durchgesetzt. Ältere Männer reagieren auf eine sexuelle Erregung oder Stimulierung nicht mehr so rasch mit einer Erektion. Sie wird langsamer aufgebaut, ist störungsanfälliger, nicht mehr so voll oder so hart wie früher, und es dauert länger, nach einer Ejakulation eine weitere Erektion zu entwickeln. Es bedarf längerer Stimulation bis zum Orgasmus, das Erleben des Höhepunkts ist teilweise weniger intensiv und die Menge des ejakulierten Spermas bei vielen älteren Männern deutlich geringer.
Grundsätzlich ist es jedoch Frauen wie Männern auch im

hohen Alter möglich, Sexualität zu praktizieren und einen Koitus zu erleben. Eine repräsentative Befragung, die Brähler und Unger 1994 bei 450 Personen durchgeführt haben, die zum Zeitpunkt der Untersuchung älter als 60 Jahre waren, ergab folgendes Bild: Circa zwei Drittel der 61- bis 70-Jährigen und etwa ein Drittel der älter als 70-Jährigen praktizieren Sexualität, wenn ein fester Partner vorhanden ist.

Für Mitteleuropa werden folgende Zahlen angenommen: Etwa die Hälfte der Frauen und drei Viertel der Männer im Alter zwischen 60 und 69 Jahren üben in irgendeiner Form Sexualität aus. Geschlechtsverkehr haben mit 70 Jahren noch 16 Prozent der Frauen und 46 Prozent der Männer. Skoog befragte 321 schwedische Männer und Frauen im Alter von 85 Jahren nach ihrer Sexualität. Von den 55 verheirateten Männern gaben 12 an, dass sie noch regelmäßig Geschlechtsverkehr hätten, und 25 berichteten über sexuelle Gefühle und Phantasien. Bei den gleichaltrigen Frauen waren die Zahlen zwar viel niedriger; diesen Umstand erklärt der Autor aber in erster Linie aus der Tatsache, dass diese meist wesentlich ältere Partner hatten.

Aber auch wenn sexuelle Fähigkeiten erhalten bleiben, sind viele ältere Menschen sexuell nicht mehr aktiv. Diese Diskrepanz wird durch unterschiedliche Faktoren bestimmt: Statistisch gesehen sind beispielsweise 70 Prozent der Frauen über 65 Jahre verwitwet, geschieden oder ledig. Alleinstehende Menschen können jedoch schwer sexuell aktiv sein, weil in unserer Gesellschaft nach wie vor die Ehe oder eine eheähnliche Beziehung als einzig legitimer Ort zur Befriedigung sexueller Wünsche angesehen wird. Darüber hinaus sind immer noch negative Einstellungen zur Sexualität im Alter weit verbreitet. Außerdem müssen die lebensgeschichtlich erworbenen sexuellen Erfahrungen berücksichtigt werden: Sexuelle Aktivitäten in früheren Lebensabschnitten können, müssen aber nicht Ausdruck von Verlangen und sexueller Befriedigung gewesen sein.

Als grundlegende Hypothese kann angenommen werden: Die Sexualität eines älteren Menschen bestimmt sich weitestgehend aus seiner sexuellen Vorgeschichte. Ein sexuell aktiver Mensch bleibt auch im Alter eher sexuell aktiv, ein sexuell vielseitiger Mensch wird auch im Alter nach unterschiedlichen Formen der sexuellen Befriedigung suchen. Sexuelles Begehren und Erleben, Erotik, Liebe und Zärtlichkeit bekommen vielleicht ein anderes Gewicht, bleiben aber mehr oder weniger lebhafter Ausdruck der jeweiligen Persönlichkeit und ihres Lebensstils. In vielen Fällen wird die gemeinsam geteilte Zärtlichkeit von älteren Paaren als wichtiger eingeschätzt als der möglichst häufige Vollzug des Beischlafs - auch wenn es natürlich eine große Spannbreite ganz unterschiedlicher individueller Erfahrungen gibt. Und natürlich bleibt Sexualität manchmal auch dann bedeutsam, selbst wenn sie schon lange nicht mehr aktiv mit einem Partner geteilt wird.

ERSCHEINUNGSFORMEN SEXUELLER STÖRUNGEN

Störungen des sexuellen Erlebens und Verhaltens bedeuten oft eine erhebliche Einbuße an Lebensqualität, Selbstwertgefühl und Zufriedenheit in der Partnerbeziehung. Die Ursachen können unterschiedlichster Art sein und reichen von Partnerschaftskonflikten bis zu körperlichen Erkrankungen, die sich auf die Sexualität störend auswirken. Das Vorhandensein sexueller Störungen wird häufig unterschätzt. Einschlägige Untersuchungen machen deutlich, dass zwischen 20 Prozent und 40 Prozent der Erwachsenen in der Bundesrepublik Deutschland vorübergehend oder dauernd unter sexuellen Problemen verschiedenster Ursachen leiden.

Die weite Verbreitung sexueller Störungen in unserer Gesellschaft zeigt, dass auch körperlich gesunde Menschen häufig Schwierigkeiten haben, sexuelle Befriedigung in ihrer Partnerschaft zu finden. Dies gilt um so mehr, wenn einer der Partner an Krebs erkrankt und dadurch in seiner Sexualität beeinträchtigt wird. Einschränkungen des sexuellen Erlebens und Verhaltens können als Begleit- und/oder Folgeerscheinung vieler Krebserkrankungen auftreten; je nach Krankheitsbild und den therapeutisch notwendig werdenden Maßnahmen tragen körperliche und/oder seelische Ursachen zur Entstehung sexueller Störungen bei.

Körperliche Ursachen sexueller Störungen

- ✗ Allgemeine Verschlechterung des körperlichen Befindens durch die Krebserkrankung und deren Behandlung,
- ✗ Krebsbefall des Zentralnervensystems (Gehirntumor) einschließlich des Rückenmarks (Querschnitt),
- ✗ krebs- oder behandlungsbedingte unmittelbare anatomische Schädigung von Geschlechtsorganen, zum Beispiel die Entfernung einer Brust oder eines Hodens
- ✗ krebs- oder behandlungsbedingte Veränderungen sexueller Funktionen, zum Beispiel das fehlende Feuchtwerden der Scheide als Folge einer Strahlentherapie,
- ✗ krebs- oder behandlungsbedingte Veränderungen des Körpers, die die Sexualität indirekt beeinflussen können, zum Beispiel die Anlage eines künstlichen Darmausganges
- ✗ Wundschmerzen nach operativen Eingriffen,
- ✗ Verwachsungen und Lageveränderungen innerer Organe im Beckenbereich nach operativen Eingriffen.

Ebenso wichtig sind psychosoziale Faktoren, die mit der Erkrankung und ihren Folgen in enger Wechselwirkung stehen und die Sexualität beeinflussen können.

Psychosoziale Ursachen sexueller Störungen

- ✗ Konfrontation mit der Diagnose Krebs und deren Auswirkung auf das Selbsterleben und Selbstwertgefühl,
- ✗ Beeinträchtigung des Empfindens der eigenen Attraktivität, zum Beispiel durch das Gefühl von Scham oder Ekel wegen eines künstlichen Darmausganges,
- ✗ krankheits- und therapiebedingte depressive Verstimmungen,

- ✗ Fehlvorstellungen und Wissensdefizite, zum Beispiel das vermeintliche Risiko, sich bei einem Krebspatienten oder einer -patientin beim sexuellen Verkehr „anstecken" zu können,
- ✗ sexuelle Versagensängste,
- ✗ falsche Erwartungen, zum Beispiel, dass der Partner keinen sexuellen Verkehr mehr wünscht,
- ✗ durch die Erkrankung krisenhaft ausgelöste, zuvor latente Partnerschaftskonflikte.

In vielen Fällen kommt es zu einer sich ergänzenden Wechselwirkung zwischen körperlichen und seelischen Faktoren. Ein Fallbeispiel verdeutlicht diesen Zusammenhang:

Herr M., 53, leidet an einem metastasierenden Magenkarzinom. Sein Bauch ist durch eine Aszites (Bauchwassersucht) stark aufgetrieben, sein Allgemeinzustand sehr schlecht. Im Gespräch mit dem Arzt wirkt er fahrig und unkonzentriert. Er beklagt sich:

> „Mir wird das alles zuviel. Nicht nur die Krankheit – einfach alles!"

Auf vorsichtige Nachfrage des Arztes berichtet er:

> „Sie wissen ja, meine Frau ist 8 Jahre jünger als ich. Sie erwartet natürlich von mir, dass ich ihr noch ein vollwertiger Mann bin."

Mit seiner Frau hat er nur noch einmal pro Woche Geschlechtsverkehr.

» Es geht so gerade noch. Ich gebe mir ja viel Mühe, und bisher habe ich auch noch meistens eine Erektion zustande gebracht. Aber Spaß macht es mir nicht mehr. Ich mache es nur für meine Frau, denn die braucht das nun mal. «

Der Arzt bietet Herrn M. an, beim nächsten Besuch das Problem in Gegenwart seiner Ehefrau anzusprechen. Während des Gesprächs stellt sich heraus, dass Frau M. eigentlich den sexuellen Verkehr selbst nicht mehr wünscht. Sie sucht zwar die körperliche Nähe ihres Mannes, möchte auch Zärtlichkeiten mit ihm austauschen, aber nicht unbedingt mit ihm schlafen. Er selbst interpretiert ihren Wunsch aber immer als sexuellen Annäherungsversuch. Frau M. stellt klar:

» Ich habe es zuletzt nur dir zuliebe getan. Ich wollte doch, dass du wenigstens diese eine Freude noch hast, wo ich dir doch sonst überhaupt nicht helfen kann. «

Die beiden wirken nach ihrer Aussprache sehr erleichtert.

Die Auswirkungen einer Krebserkrankung und deren Behandlung auf das sexuelle Erleben und Verhalten machen sich in den verschiedensten Bereichen bemerkbar. Zur besseren Unterscheidung ist es in der Sexualforschung üblich, die zu beobachtende sexuelle Störung danach zu beschreiben, welcher Abschnitt einer sexuellen Interaktion davon betroffen ist:

- Sexuelle Annäherung (zum Beispiel sexuelle Unlust),
- Sexuelle Stimulation (zum Beispiel zu geringes Feuchtwerden der Scheide),
- Koitus (zum Beispiel Schmerzen beim Geschlechtsverkehr),
- Orgasmus (zum Beispiel fehlende Ejakulation),
- Nachorgastische Reaktion (zum Beispiel Gefühlsverstimmungen wie verstärkte Traurigkeit).

In den beiden folgenden Abschnitten werden die sexuellen Störungen der Frau und des Mannes näher beschrieben.

Sexuelle Störungen der Frau

Sexuelle Lustlosigkeit ist eine der häufigsten Reaktionen auf eine Krebserkrankung und der mit ihr verbundenen Behandlung. Das ist ganz normal, denn zunächst konzentrieren sich alle Kräfte und Gedanken auf das Überleben und lassen keine lustvollen Phantasien und Wünsche aufkommen. Die durch die Erkrankung ausgelösten Ängste, aber auch während der Behandlung auftretende Depressionen, Schmerzempfindungen, Übelkeit und andere Missempfindungen stören die Entwicklung von sexuellen Lustgefühlen. Krebstherapien, welche die Hormonausschüttung beeinflussen, zum Beispiel die Entfernung beider Nebennieren, können ebenfalls für einen Mangel an Lust verantwortlich sein.

Erregungsstörungen machen sich dadurch bemerkbar, dass die Scheide trocken und eng bleibt und der Verkehr dadurch Schmerzen bereitet. Dies kann zum Beispiel als

Folge einer Bestrahlung des Bauchraumes auftreten, durch die sich das die Scheide auskleidende Gewebe verändert. Diese Schädigungen machen sich zum Teil erst Monate oder Jahre nach Abschluss der Behandlung bemerkbar. Ebenso können aber auch Gefühle und Phantasien die Entwicklung der Erregung blockieren.

Schmerzen, zum Beispiel nach chirurgischen Eingriffen im Urogenitalbereich oder während einer Strahlenbehandlung, erschweren den Koitus oder machen ihn unmöglich. In manchen Fällen lösen die Schmerzen einen Scheidenkrampf aus (Vaginismus): Dabei ziehen sich die Muskeln rund um den Scheideneingang unwillkürlich zusammen, so dass der Partner sein Glied nicht einführen kann. Versucht er es trotzdem, steigern sich meist die Schmerzen, da die Muskeln krampfartig zusammengezogen sind. Bei dieser Störung können eine gezielte Beratung und die Anwendung eines Entspannungsverfahrens, zum Beispiel Autogenes Training, Abhilfe schaffen.

Das Erleben des Orgasmus kann ebenso beeinträchtigt sein. Obwohl dazu bisher eine Vielzahl von Untersuchungen vorliegen, die zu ganz unterschiedlichen Ergebnissen kommen, berichten beispielsweise eine Reihe von Frauen über ein vermindertes orgastisches Empfinden in Folge einer operativen Entfernung der Gebärmutter (Hysterektomie).

Dazu eine Patientin:

» Es war nach der Operation einfach anders als vorher – obwohl mich mein Gynäkologe immer wieder darauf hingewiesen hat, dass durch die Operation keine Nervenstränge verletzt oder zerstört worden seien, die für mein Lustempfinden zuständig sind. Ich bin mir nicht sicher, ob ich es mir vielleicht nur einbilde – aber es fühlt sich einfach anders an, mein Orgasmus ist nicht mehr so tief und intensiv wie zuvor. "

In der Folge einer Krebserkrankung können auch nachorgastische Reaktionen auftreten, also Gefühlsverstimmungen nach befriedigendem sexuellen Verkehr. Eine Patientin:

" Ich habe es gerade nach meiner Operation sehr genossen, wenn mein Mann in mir war. In diesen Momenten fühlte ich mich heil, geborgen, irgendwie stark und ohne Angst. Ich habe das zu diesem Zeitpunkt intensiver verspürt als je zuvor in meinem Leben. Aber wenn er danach aus mir rausging, fühlte ich mich oft wie allein gelassen, verletzlich, meiner Krankheit ausgeliefert. Das war wie ein schmerzliches Erwachen, und ich hatte oft richtige Weinkrämpfe. Diese abrupten Stimmungsumbrüche konnte mein Mann kaum verstehen, weil es ja zuvor, gerade auch in seinen Augen, so schön für mich gewesen war. "

Eine Übersicht über die sexuellen Störungen der Frau zeigt die folgende Tabelle:

Abschnitt	Diagnose	Symptomatik
Sexuelle Annäherung	Sexuelle Lustlosigkeit, Sexuelle Aversion	Patientin empfindet selten oder nie sexuelles Verlangen, ist gleichgültig, hat Versagensängste oder zeigt Vermeidungsverhalten.
Sexuelle Stimulation	Erregungsstörung	Die Erregung ist im Hinblick auf Dauer oder Stärke nicht ausreichend für den Geschlechtsverkehr. Das sexuelle Verlangen und Orgasmuserleben müssen dabei nicht beeinträchtigt sein.
	Vaginismus	Penetration durch krampfartige Verengung des Scheideneingangs gar nicht oder nur unter Schmerzen möglich.
Einführung des Penis, Koitus	Schmerzhafter Geschlechtsverkehr (Dyspareunie)	Brennen, Stechen oder Schmerzen im Genitalbereich.
Orgasmus	Orgasmus-schwierigkeiten	Orgasmus selten oder nie.
	Orgasmus ohne Befriedigung	„Physiologischer" Orgasmus ohne Lustempfindungen und orgastisches Erleben.
Nachorgastische Reaktion	Nachorgastische Verstimmung	Patientin empfindet nach dem sexuellen Verkehr Depressionen, Gereiztheit, innere Unruhe, hat Weinanfälle, Schlafstörungen.

Sexuelle Störungen des Mannes

Früher wurde zur Bezeichnung der sexuellen Störungen des Mannes häufig pauschal der Begriff „Impotenz" verwendet. Er sollte jedoch vermieden werden, da er zu ungenau ist, um die verschiedenen Störungsformen zu bezeichnen, und außerdem von vielen Betroffenen als entwertend empfunden wird. Es hat sich daher inzwischen eingebürgert, die jeweilige Störung genauer zu benennen:

Sexuelle Lustlosigkeit

ist eine der häufigsten Reaktionen auf eine Krebserkrankung und der mit ihr verbundenen Behandlung. Das ist ganz normal, denn zunächst konzentrieren sich alle Kräfte und Gedanken auf das Überleben und lassen keine lustvollen Phantasien und Wünsche aufkommen. Die durch die Erkrankung ausgelösten Ängste, aber auch während der Behandlung auftretende Depressionen, Schmerzempfindungen, Übelkeit und andere Missempfindungen blockieren meist die Entstehung sexueller Lustgefühle. Krebstherapien, welche die Hormonausschüttung beeinflussen, zum Beispiel beidseitige Hodenentfernung, bewirken zugleich einen Rückgang der sexuellen Lust, sind aber durch Hormongaben in Form von Injektionen, Tabletten oder Pflastern zu beheben.

Erektionsstörungen

sind durch die mangelnde Fähigkeit gekennzeichnet, eine Gliedsteife zu erreichen oder ausreichend lange aufrechtzuerhalten, um einen befriedigenden Geschlechtsverkehr auszuüben. Es ist nur schwer abzuschätzen, in welchem Maß körperliche und/oder seelische Ursachen im Einzelfall für das Vorliegen einer Erektionsstörung verantwortlich sind. So liegt bei vielen Männern mit zunehmendem Lebensalter eine Verschlechterung der Blutversorgung des Gliedes durch Blutgefäßverengungen vor: Wissenschaftler vermuten, dass etwa 25 Prozent der 65-jährigen Männer in Deutschland in Folge bestimmter Grundkrankheiten, wie zum Beispiel Diabetes, Fettstoffwechselstörungen, Bluthochdruck, oder durch Rauchen unter solchen arteriosklerotischen Blutgefäßveränderungen leiden und dadurch Erektionsstörungen entwickeln. In anderen Fällen kommt es durch einen zu starken Blutabfluss aus den Schwellkörpern (venöses Leck) zu einer verminderten Gliedsteife. Bei krebserkrankten Männern können Erektionsstörungen zum Beispiel durch Nervenschädigungen bedingt sein, die aus bestimmten operativen Eingriffen resultieren. Es sind häufig umfangreiche Untersuchungen notwendig, um die jeweiligen Ursachen richtig einzuordnen und in der Folge adäquat zu behandeln.

Umgekehrt kann es durch die Anwendung von erektionsfördernden Medikamenten, zum Beispiel bei der Schwellkörper-Auto-Injektionstherapie, zu einer schmerzhaften Dauererektion (Priapismus) kommen. Wegen der möglichen Dauerschädigung des Schwellkörpergewebes muss in diesen Fällen schnellstmöglichst ein Arzt oder eine urologische Klinik aufgesucht werden.

Schmerzen im Genitalbereich,

zum Beispiel als Folge chirurgischer Eingriffe oder einer Strahlenbehandlung, sind geeignet, die Sexualität zu blockieren.

Ejakulationsstörung

ist der Sammelbegriff für verschiedene Symptome: Unter der vorzeitigen Ejakulation versteht man einen frühzeitigen Samenerguss, häufig bereits vor oder kurz nach dem Einführen des Gliedes in die Scheide. Bei der retrograden Ejakulation wird wegen des mangelnden Verschlusses des Blasenhalses, etwa nach operativen Eingriffen, das Sperma rükkwärts in die Blase ejakuliert (sogenannter trockener Orgasmus). Der Samen wird beim nächsten Urinieren später mit ausgeschieden. Diese Störung führt mit großer Wahrscheinlichkeit zur Zeugungsunfähigkeit, hat aber später keinen hindernden Einfluss auf die Möglichkeit, mit einer Partnerin zu schlafen und dabei auch zum Orgasmus zu gelangen.

Eine Übersicht über die sexuellen Störungen des Mannes zeigt die folgende Tabelle:

Abschnitt	Diagnose	Symptomatik
Sexuelle Annäherung	Sexuelle Lustlosigkeit, Sexuelle Aversion	Patient empfindet selten oder nie sexuelles Verlangen, ist gleichgültig, hat Versagensängste oder zeigt Vermeidungsverhalten.
Sexuelle Stimulation	Erregungsstörung	Keine Erektion vorhanden oder die Erektion reicht im Hinblick auf Dauer oder Stärke nicht für den Geschlechtsverkehr aus.
	Priapismus	Schmerzhafte Dauererektion des Gliedes.
Einführung des Penis, Koitus	Schmerzhafter Geschlechtsverkehr (Dyspareunie)	Brennen, Stechen oder Jucken im Genitalbereich.
Orgasmus	Vorzeitige Ejakulation	Ejakulation schon vor dem Einführen in die Scheide, beim Einführen oder unmittelbar danach.
	Ausbleibende Ejakulation	Es kommt trotz ausreichender Erektion und intensiver Stimulation zu keiner Ejakulation.
	Ejakulation ohne Befriedigung	Ejakulation ohne Lustempfindungen und Orgasmus.
	Retrograde Ejakulation	Trockener Orgasmus, bei dem der Samen in die Blase ejakuliert wird.
Nachorgastische Reaktion	Nachorgastische Verstimmung	Patient empfindet nach dem sexuellen Verkehr Depressionen, Gereiztheit, innere Unruhe, hat Weinanfälle, Schlafstörungen.

Mit zunehmender gesellschaftlicher Veränderung hat die Sexualität einen Wandel in ihrer Bedeutung erfahren. Sozialwissenschaftler vermuten, dass es dabei zunehmend weniger nur um sexuelle Lust, sondern immer häufiger um die Bestätigung des eigenen Wertes geht.

Ein 48-jähriger Patient:

»Wenigstens im Bett hatte ich das Gefühl, dass ich etwas wert bin. Ich war eigentlich immer stolz auf meine Potenz und hatte nie Schwierigkeiten, meine Frau zu befriedigen. Auch in meiner Junggesellenzeit hatte ich in dieser Beziehung einen guten Ruf – es gab niemals irgendwelche Klagen, wenn Sie verstehen, was ich meine. Wenn ich meine Frau zum Höhepunkt bringen konnte, empfand ich ein Gefühl von Macht, das mich richtig glücklich machte. Das hat mir geholfen, auch den Ärger im Beruf wegzustecken. Da gehöre ich doch schon lange zum alten Eisen, die nehmen mich gar nicht mehr ernst. Deshalb hat es mir dann auch so enorm zu schaffen gemacht, dass ich nach meiner Krebsoperation plötzlich impotent war.«

Gerade von Männern wird deshalb eine sexuelle Störung häufig nicht nur als eine schmerzliche Beeinträchtigung erlebt, sondern auch als ein Angriff auf ihre Identität und ihr Selbstwertgefühl.

DIE DIAGNOSE KREBS UND IHRE AUSWIRKUNGEN AUF DAS SEXUELLE ERLEBEN UND VERHALTEN

Krebs ist ein bevorzugtes Thema der Medien – Zeitschriften und das Fernsehen berichten immer wieder über Schicksale von Krebskranken oder von neuen Wegen zur Behandlung von Krebsleiden. Fast jeder von uns hat im Laufe seines Lebens selbst Kontakt mit einem oder mehreren Menschen, die an Krebs erkranken. Trotzdem trifft die Mitteilung der Diagnose Krebs die meisten Betroffenen vollkommen unvorbereitet, weil sie in ihrem bisherigen Leben den Gedanken an die Möglichkeit, selbst an Krebs zu erkranken, beiseite geschoben haben.

Die gefühlsmäßigen Reaktionen von Patienten auf die Mitteilung, dass sie an Krebs erkrankt sind, fallen sehr unterschiedlich aus. So wie jede Krebserkrankung für sich betrachtet werden muss, so individuell und vielfältig sind die möglichen Empfindungen der Betroffenen: Sie reichen von Angst, Verzweiflung, Empfindungen eines innerlichen Erstarrens bis hin zu Hoffnung und Glauben an eine Heilung. Häufig überwiegt zu Beginn das Gefühl der Bedrohung der eigenen körperlichen Existenz. Aus einem selbstverständlichen Alltagswissen („Jeder kann an Krebs erkranken, auch ich.") wird plötzlich eine beängstigende, ganz konkrete Bedrohung. Maxie Wander, eine an Brustkrebs erkrankte Schriftstellerin, schrieb dazu in ihren Tagebuchaufzeichnungen: „...an Krebs zu denken ist, als wäre man in einem dunklen Zimmer mit einem Mörder eingesperrt. Man weiß nicht, wo, wie und ob er angreifen wird."

Eine Krebserkrankung verändert das Leben in den meisten Fällen schlagartig. Plötzlich wird der Patient mit der Gefahr bleibender körperlicher Beeinträchtigungen und sozialer Isolation konfrontiert. Weil viele der Betroffenen die Diagnose als ein Todesurteil empfinden, stellen sich oft panikartige Ängste, Gefühle der Lähmung oder Depressionen ein. Der Medizinsoziologe Klaus Gerdes spricht deshalb von einem „Sturz aus der normalen Wirklichkeit".

Das folgende Fallbeispiel einer 47-jährigen Frau macht das deutlich:

„Ich ging eigentlich immer mit sehr gemischten Gefühlen zu den Früherkennungsuntersuchungen beim Frauenarzt. Jedes Mal die Befürchtung: ‚Vielleicht findet er dieses Mal ja doch etwas!' Als ich dann nach der letzten Untersuchung noch einmal einbestellt wurde, ahnte ich schon, dass es mich diesmal tatsächlich erwischt hat. Er drückte sich sehr vorsichtig aus – es gäbe einen verdächtigen Befund, aber das bedeute noch nichts Schlimmes. Ich müsse nur zu einer speziellen Untersuchung ins Krankenhaus. Ich glaube, nach den ersten Worten habe ich ihm gar nicht mehr richtig zugehört. Irgend etwas in mir ist damals einfach erstarrt. Ich konnte mir eigentlich keine schlimmere Krankheit als Krebs vor-

stellen. Krebs – das bedeutet doch für fast jeden, der davon betroffen ist, den sicheren Tod. Und vorher monatelange Krankenhausaufenthalte, Operationen, Pflegebedürftigkeit, Schmerzen und Siechtum. Ich glaube, davor fürchtet sich doch jeder! Und jetzt ich!
Eine Woche später wurde ich stationär aufgenommen, wenige Tage danach operiert und meine Gebärmutter total entfernt. Die hektische Routine im Krankenhaus, die vielen Untersuchungen, all das hatte auch etwas Beruhigendes an sich: ‚Sie kümmern sich um dich.' Es blieb dadurch auch gar nicht soviel Zeit, um auf dumme Gedanken zu kommen. Nur abends, vor dem Einschlafen, da war es manchmal wie eine Berg- und Talfahrt in mir. Im einen Moment war ich optimistisch, zuversichtlich, schmiedete Zukunftspläne, kurze Zeit danach war ich vollkommen verzweifelt und mir liefen die Tränen herunter. Ich schwankte immer wieder zwischen Verzweiflung und Zuversicht. Dieser Wechsel von ganz unterschiedlichen, intensiven Gefühlen von einem Moment zum anderen – das hatte ich so noch nie zuvor in meinem Leben erlebt."

Alle Gedanken und Gefühle konzentrieren sich zunächst auf die notwendig werdende Behandlung und das Überleben – das Thema Sexualität tritt für die meisten Menschen in dieser Situation in den Hintergrund. Jedoch spätestens mit der Rückkehr in den Lebensalltag rückt für viele Patienten auch das Sexuelle wieder in den Blickpunkt, und es tauchen Fragen dazu auf. In den folgenden Kapiteln werden die Krebserkrankungen behandelt, die unmittelbare Auswirkungen auf die Sexualität haben können, anschließend wird dargestellt, welche Hilfestellungen möglich sind.

SEXUELLE BEEINTRÄCHTIGUNGEN BEI KREBSERKRANKUNGEN DER FRAU

Brust

„Als ich eines Morgens beim Duschen einen Knoten in meiner Brust tastete, ahnte ich irgendwie gleich, dass ich Krebs habe. In der Zeit bis zur Krankenhausaufnahme beschäftigten mich nur zwei Fragen: Werde ich das überleben, und werde ich meine Brust behalten können?"

Die meisten von Brustkrebs betroffenen Frauen fühlen sich sowohl durch die Erkrankung als auch durch den möglichen Verlust ihrer erkrankten Brust bedroht.

„Es sind nicht nur die Blicke der Männer auf meinen Busen – er ist auch fur mich selbst ein Symbol meiner Weiblichkeit und meiner körperlichen Attraktivität."

äußert sich dazu eine 42-jährige Frau.

Die weiblichen Brüste sind eigentlich keine Geschlechtsorgane, sondern ihrer Funktion nach die Milchdrüsen des Säugetiers Mensch. Für uns haben die Brüste aber auch eine sexuelle Signalfunktion und sind eine Quelle sexueller Lustempfindungen. Sie werden vielfach als Symbol der Weiblichkeit schlechthin betrachtet. Es soll aber nicht verschwiegen werden, dass diese Reduzierung des Begriffs der Weiblichkeit auf äußerliche Merkmale nicht unumstritten ist. Die Auseinandersetzung mit ihrer Erkrankung könnte sicherlich vielen Frauen leichter fallen, wenn in unserer Kultur das weibliche Selbstbewusstsein weniger von äußerlichen Attributen bestimmt würde.

Die Brüste selbst bestehen aus drei verschiedenen Gewebearten, nämlich dem eigentlichen Milchdrüsengewebe, dem Fett und dem Bindegewebe. Sie sind auf dem großen Brustmuskel aufgelagert. Zum Zwecke einer näheren Unterteilung der Brust ist es üblich, die einzelnen Brüste in vier Quadranten aufzuteilen.

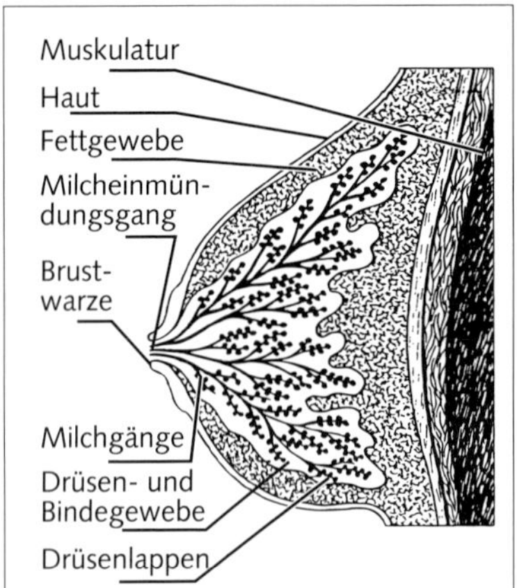

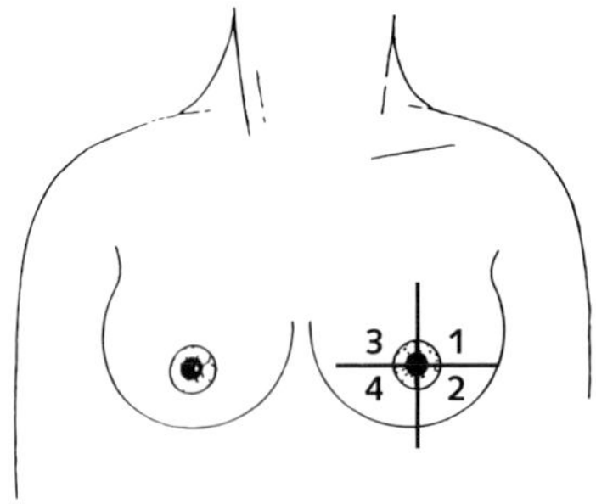

1 oberer äußerer Brustquadrant
2 unterer äußerer Brustquadrant
3 oberer innerer Brustquadrant
4 unterer innerer Brustquadrant

Abb.4 und 5
Weibliche Brust

In der medizinischen Behandlung von Brustkrebserkrankungen hat sich in den letzten Jahrzehnten viel verändert. So ist beispielsweise die operative Entfernung einer befallenen

Brust nur noch in etwa einem Drittel der Fälle notwendig. Unter bestimmten Voraussetzungen wird der erforderliche Eingriff heute so durchgeführt, dass die Brust trotz Entfernung des erkrankten Gewebes erhalten werden kann. Dabei entfernt der Operateur nur den Tumor oder den betreffenden Quadranten der Brust mit einem Sicherheitsabstand zum gesunden Gewebe sowie die regionalen Lymphknoten in der Achsel. Die Entfernung dieser Lymphknoten oder zumindest des „Wächter-Lymphknotens" ist wichtig, da sie die erste Auffangstation für über die Lymphgefäße abwandernde Krebszellen sind und schon bei relativ kleinen Tumoren befallen sein können. Anschließend folgt eine Bestrahlung der erhaltenen Brust.

Verschiedene Studien haben inzwischen gezeigt, dass dieses schonendere Vorgehen mit gleich guten Überlebensaussichten einhergeht wie die Radikaloperation. Die mikroskopische Untersuchung des operativ entfernten Lymphknotens gibt einen wesentlichen Hinweis zur Prognose und dann Aufschluss darüber, ob eine adjuvante (unterstützende) Chemotherapie oder Hormontherapie erforderlich wird. In einer Reihe von Fällen, wenn zum Beispiel der diagnostizierte Knoten im Verhältnis zur Brust zu groß ist, bleibt jedoch auch heute nur der Weg der operativen Entfernung der befallenen Brust, die Mastektomie.

Beide Vorgehensweisen – brusterhaltende Therapie und Entfernung der Brust – haben Nebenwirkungen zur Folge, über die operierte Frauen immer wieder berichten. Durch die bei dem Eingriff unvermeidliche Durchtrennung von Nervenbahnen können nach der Operation Wund- und Narbenschmerzen auftreten und eine vorübergehende oder auch dauerhafte Taubheit oder Überempfindlichkeit von Hautbezirken entstehen. Sie kann über die Innenseite des Oberarmes und die Brustwand bis in den Rücken reichen. In seltenen Fällen kommt es sogar zu „Phantomschmerzen" der entfernten Brust, das heißt die Brust wird schmerzhaft wahrgenommen, obwohl sie nicht mehr vorhanden ist.

Wegen der Durchtrennung der Lymphgefäße im Bereich der Achseln kann es außerdem zu schmerzhaften Anschwellungen des Arms auf der operierten Seite kommen, da die Lymphflüssigkeit nicht mehr ausreichend in Richtung des Oberkörpers abfließen kann. Das Anschwellen des Armes tritt in bestimmten Fällen auch erst Wochen oder Monate nach der Operation auf. Neben diesem medizinisch als Armlymphödem bezeichneten Symptom kann auch das Gewebe im Bereich der Schultern und des Brustkorbs anschwellen (Rumpfödem). Trotz verbesserter Operations- und Bestrahlungstechniken lässt sich im Einzelfall nie zuverlässig vorhersagen, ob sich ein Lymphödem entwickeln wird oder nicht. Das Ödem entwickel sich auch nicht schlagartig nach der Operation, sondern meist in einem Zeitraum von zwei bis fünf Jahren nach der Behandlung.

Es ist möglich, das Lymphödem durch gezielte Behandlungsmaßnahmen wie Kompressionsverbände oder Lymphdrainage erfolgreich zu behandeln. Außerdem lässt es sich durch konsequente Einhaltung bestimmter Vorbeugemaßnahmen, zum Beispiel Schonung, Hochlegen des Arms, über die der behandelnde Arzt oder die Krankengymnastin informieren, zumindest teilweise vermeiden.

Im Bereich der Operationsnarben treten manchmal schmerzhafte Spannungszustände auf, die durch den Verlust mehr oder weniger großer Haut und Muskelanteile verursacht werden. Außerdem ist die normalerweise vorhandene Verschiebbarkeit der Haut auf dem Untergewebe häufig durch Verklebungen eingeschränkt. Beides kann, neben der oben beschriebenen örtlichen Taubheit beziehungsweise Überempfindlichkeit bei Berührungen, Missempfindungen auslösen. Gerade hier ist es wichtig, sich dem Partner mitzuteilen und gemeinsam Formen der Zärtlichkeit zu entwickeln, die von beiden als befriedigend empfunden werden. Eigene regelmäßige gymnastische Übungen sowie krankengymnastische Behandlungen helfen oft dabei, die Beschwerden schrittweise zu beseitigen.

Wird eine brusterhaltende Operation durchgeführt, erfolgt in der Regel anschließend eine Strahlentherapie. Sie ist durch den Einsatz moderner Bestrahlungsgeräte und -verfahren in aller Regel sehr gut verträglich. Neben akuten Auswirkungen, zum Beispiel Kopfschmerzen, Übelkeit, Brechreiz, kommt es im bestrahlten Bereich gelegentlich zu Hautrötungen, einer vermehrten Pigmentierung, zu Erweiterungen der Blutgefäße sowie zu Verhärtungen oder Schrumpfungen des Gewebes. Ebenso können sich Lymphödeme entwickeln, die fachgerecht behandelt werden müssen. Während der Strahlentherapie reagiert der Körper wie auch während der Chemotherapie besonders anfällig auf Krankheitskeime.

Von einem bestimmten Krankheitsstadium an folgt auf die Entfernung des Tumors eine Hormon- und/oder eine Chemotherapie. Etwa ein Drittel der Tumore der weiblichen

Brust ist in ihrem Wachstum von dem Geschlechtshormon Östrogen abhängig. Eine Hormontherapie erhöht die Chance, die Tumorgröße zu verkleinern oder die Entwicklung von Metastasen zu verhindern. Sowohl die Entfernung der hormonproduzierenden Eierstöcke (Ovarektomie) als auch eine Hormontherapie sind mögliche Behandlungsformen bei Brustkrebs von Frauen vor den Wechseljahren. Die medikamentöse Behandlung ist dabei in ihrer Anwendung flexibler, dazu reversibel und ermöglicht einen Erhalt der Fruchtbarkeit.

Ist eine Hormonabhängigkeit einer Brustkrebserkrankung nachgewiesen, können Medikamente verordnet werden, die den Östrogenspiegel im Blut senken oder deren Wirkung auf die Tumorzellen blockieren und dadurch Einfluss auf das Tumorwachstum nehmen. Dabei können die sogenannten LHRH-Analoga (zum Beispiel Zoladex®), das Antiöstrogen Tamoxifen (zum Beispiel Nolvadex®), Aromatasehemmer (zum Beispiel Arimidex®) oder Gestagene (zum Beispiel Farlutal®, Clinovir®) zum Einsatz kommen.

Die Hormontherapie weist im allgemeinen weniger Nebenwirkungen auf als eine Chemotherapie. Die so behandelten Frauen müssen aber mit den für die Wechseljahre typischen Symptomen wie Hitzewallungen, Schwitzen, Trockenheit der Scheide und dadurch mit Schmerzen beim sexuellen Verkehr rechnen. Das Problem der trockenen Scheide kann durch die Verwendung eines wasserlöslichen Gleitgels (etwa Gleitgelen, Femilind) behoben werden, das rezeptfrei in jeder Apotheke erhältlich ist. Sollten Schmerzen beim sexuellen Verkehr auftreten, kann ein Gel mit lokal betäubender Wirkung auf die Schleimhaut der Scheide angewandt werden, das der behandelnde Gynäkologe verordnet. Da sich die Betäubung des sexuellen Empfindens unerwünscht auch auf das männliche Glied auswirkt, sollte der Partner ein Kondom tragen. Gegen das Empfinden des Wundseins im Genitalbereich sind Salben wie Bepanthen oder Hametum hilfreich. In manchen Fällen wurde auch über Schlafstörungen, Depressionen sowie einen teilweisen oder vollständigen Verlust des sexuellen Begehrens berichtet. Die hormonelle Behandlung des Brustkrebses ist als eine zusätzliche Therapie anzusehen, die das krankheitsfreie Intervall verlängern kann und die Chance der Heilung erhöht.

Für viele Frauen stellt der Verlust einer oder beider Brüste einen schwerwiegenden Eingriff in ihr körperliches Selbsterleben dar.

„Ich konnte mich danach nicht mehr als vollwertige Frau fühlen."

So beschreibt eine Betroffene die seelischen Auswirkungen ihrer Operation. Viele scheuen nach der Operation den Blick in den Spiegel.

Oft ziehen sich die Frauen zunächst sexuell von ihrem Partner zurück und vermeiden es, sich dessen Blicken auszusetzen:

„Heute denke ich, ich konnte mich selbst nicht ansehen – die Operationsnarbe, die fehlende Brust, aber damals nach der Krankenhausentlassung habe ich das irgendwie auf meinen Mann geschoben. Ich dachte, er will mich so nicht sehen und entzog mich deshalb seinen Blicken und seinen Berührungen. Dabei hat er sich mir gegenüber sehr liebevoll verhalten und immer wieder versucht, mich zu trösten Aber ich blieb lange Zeit bei meiner Überzeugung, dass er mich nicht mehr attraktiv finden könne – bis ich irgendwann merkte, dass ich mich nicht annehmen konnte, einfach nicht akzeptieren wollte, eine brustamputierte Frau zu sein. Erst zu diesem Zeitpunkt habe ich begriffen, dass mein Mann mich immer noch liebt.

Es bedarf erfahrungsgemäß einer geraumen Zeit, bis es die Mehrzahl der Frauen zulassen kann, von ihrem Partner an der gesunden Brust oder der Narbe berührt zu werden. Die Qualität der Partnerschaft ist hier von großer Bedeutung: Je mehr gegenseitiges Vertrauen und Zuneigung vorherrschen, desto besser gelingt die Anpassung an die krankheitsbedingten Veränderungen. Eine Reihe von Frauen berichten auch über einen störenden Einfluss der Operation auf ihr sexuelles Erleben und ihre Orgasmusfähigkeit.

Das Ergebnis der Operation wird von den Betroffenen sehr unterschiedlich verarbeitet: Manche Frauen ziehen sich in ihrer Partnerschaft auf Dauer sexuell zurück, andere versuchen, sich mit dem Verlust aktiv auseinander zu setzen, oder lassen sich eine Brustaufbauplastik machen. Gerade, weil eine solche plastische Operation keinen lebensnotwendigen Eingriff darstellt, sollte er zuvor gründlich bedacht werden. Kosmetische Eingriffe an der weiblichen Brust sind – wie jede andere Operation auch – mit Risiken verbunden und verändern das Erscheinungsbild der Patientinnen nicht selten anders als erwartet.

Äußere Geschlechtsorgane

Die äußeren weiblichen Geschlechtsteile werden als Vulva bezeichnet. Zu ihnen gehören der Schamhügel, die großen und kleinen Schamlippen, die auf deren Innenseite mündenden Bartholinischen Drüsen, die Klitoris sowie der Scheidenvorhof. Das Vulvakarzinom ist eine eher seltene Erkrankung und betrifft insbesondere Frauen zwischen dem 60. und 80. Lebensjahr, selten aber auch jüngere Frauen.

80 Prozent aller Vulvakarzinome entwickeln sich im Bereich der großen und kleinen Schamlippen. Der Tumor wird in Abhängigkeit von seiner Größe entweder lokal entfernt oder mit einer sogenannten radikalen Vulvektomie behandelt. Dabei werden die großen und kleinen Schamlippen, die Klitoris sowie die regionalen Lymphknoten entfernt. Scheide, Gebärmutter und Eierstöcke bleiben intakt. Dieser Eingriff verändert das Aussehen der äußeren Geschlechtsorgane, auch wenn es zu einem späteren Zeitpunkt durch eine plastische Operation möglich ist, die großen und kleinen Schamlippen wieder herzustellen.

Ist eine Strahlentherapie erforderlich, tritt als Nebenwirkung häufig eine entzündliche Veränderung der Vulva (Vulvitis) auf. Diese kann sogar ein solches Ausmaß annehmen, dass die Strahlentherapie vorzeitig abgebrochen werden muss. Bis die Entzündung abgeheilt ist, werden Berührungen im Intimbereich in der Regel als schmerzhaft erlebt und behindern dadurch die Sexualität.

Da die äußeren Genitalien, das heißt Schamlippen und Klitoris, für das sexuelle Empfinden von besonderer Bedeutung sind, wird es für eine in dieser Weise operierte Frau oft sehr schwierig sein, einen Orgasmus zu erleben. Bei manchen Frauen ist die Scheide selbst nicht ausreichend empfindlich, außerdem klagen viele Patientinnen über Taubheitsgefühle oder Missempfindungen im Genitalbereich. Berührungen um die Scheide und besonders um die Austrittsstelle der Harnröhre sollten nur sehr sanft ausgeführt werden, um Schmerzen und Reizungen zu vermeiden. Die Anwendung eines Gleitgels hat sich hier oft als hilfreich erwiesen. Narbengewebe am Scheideneingang kann Schmerzen beim sexuellen Zusammensein auslösen. Diese Beschwerden können durch die Anwendung eines Dilatators gelindert werden. In manchen Fällen besteht die Möglichkeit, durch eine operative Einfügung eines Hauttransplantates eine zu enge Scheidenöffnung (Stenose) zu weiten.

Die Entfernung des körpereigenen Gewebes im Genitalbereich führt manchmal auch dazu, dass sich die Frauen nicht mehr in enger Kleidung wohl fühlen, weil durch deren straffen Sitz unmittelbarer Druck auf den Scheideneingang und die Harnröhrenöffnung ausgeübt wird. Außerdem können durch die Entfernung der regionalen Lymphknoten schmerzhafte Schwellungen im Genitalbereich oder in den Beinen auftreten.

Es gibt jedoch eine Reihe von Berichten von operierten Frauen, die trotz des Verlustes von Vulva und Klitoris befriedigenden sexuellen Verkehr haben und zum Orgasmus kommen. Eine Patientin äußerte dazu:

„Ich habe nach der Operation erst einmal eine ganze Zeit gebraucht, bis ich überhaupt wieder an Sex denken konnte. Anfangs erschien es mir unvorstellbar, dass mich mein Mann überhaupt noch einmal berühren würde – so wund und verstümmelt wie ich war. Nach einiger Zeit habe ich dann aber selbst versucht herauszufinden, an welchen Körperstellen ich Berührungen noch als lustvoll empfinde. Erst als ich merkte, dass ich mich noch selbst befriedigen konnte und mich wieder einigermaßen sicher fühlte, habe ich meinen Mann ermutigt, wieder zu mir zu kommen und mit mir zu schlafen. Er hat mir dann auch klargemacht, dass er mich weiterhin sehr attraktiv und sexy findet. Eine ganze Stunde lang hat er mir erzählt, was er an mir besonders anziehend findet: meine klaren grünen Augen, mein klassisches Profil, meine schlanke Taille, meinen knakkigen Po... Wenn wir heute miteinander intim sind, denke ich nicht an das, was nicht mehr da ist, sondern konzentriere mich mit meiner Aufmerksamkeit auf die Stellen meines Körpers, an denen ich erregbar bin, und gebe mich dem hin. Ich genieße die Zärtlichkeiten meines Mannes und komme sogar manchmal zum Orgasmus, obwohl er für mich insgesamt an Bedeutung verloren hat.“

Scheide

Bösartige Erkrankungen der Scheide (Vagina) sind sehr selten und betreffen überwiegend Frauen zwischen dem 60. und 80. Lebensjahr. Nur 11 Prozent der Betroffenen sind jünger als 50 Jahre. Je nach Größe, Ausdehnung und Sitz des Tumors werden entweder eine operative Entfernung, eine Strahlen- oder Chemotherapie oder eine Kombination dieser Verfahren angewandt.

Je nachdem, an welcher Stelle der Scheide die Geschwulst sitzt, ist auch nach einer teilweisen Entfernung der Vagina ein Koitus noch möglich. Wird die völlige Entfernung der Vagina erforderlich, besteht bei jüngeren Patientinnen die Möglichkeit, nach dem Abschluss der Behandlung eine plastische Rekonstruktion der Scheide (Neovagina) vorzunehmen. Nachuntersuchungen von Frauen nach einer solchen Operation zeigen, dass bei der Mehrzahl der Befragten dadurch befriedigende sexuelle Beziehungen möglich wurden.

Die Autorin Antje F. schreibt in ihrem Buch „Diagnose Krebs" über ihre Gefühle nach der Einsetzung der Scheidenprothese.

> Es erscheint wie ein Wunder! Unfassbar. So unglaublich, so unbegreiflich und doch Realität. Noch heute brauche ich Zeit, um mich daran zu gewöhnen. Heute bekam ich eine Scheidenprothese. Als der Gynäkologe sie einsetzte, tat es höllisch weh. Und daheim stellte ich fest, dass ich das Problem mit dem verengten Eingang nicht mehr habe! Diese eine, fast schon gewaltsame Dehnung des Gewebes hat ausgereicht... . Irgendwie kann ich es auch jetzt, Stunden später, noch nicht fassen. Jetzt heißt es also nur noch aufzupassen, dass sich das Gewebe nicht wieder zusammenzieht. Und das ist allerdings etwas, was ich zu tun gedenke!

Bei der Strahlentherapie kann es in Abhängigkeit vom Sitz und der Ausdehnung des Karzinoms sowie der Art der Bestrahlung zu einer trockenen Scheide oder sogar zu einem mehr oder weniger vollständigen Verschluss kommen, der den Koitus schmerzhaft oder ganz unmöglich macht. Es kann versucht werden, diese Nebenwirkungen durch die Anwendung von Vaginaldilatatoren und Gleitgels zu vermindern.

Gebärmutterhals und Gebärmutter

Wird wegen einer Krebserkrankung der Gebärmutter deren Entfernung notwendig, erfolgt meist eine erweiterte radikale Hysterektomie. Dabei werden neben der Gebärmutter auch die sie in ihrer Lage haltenden Bänder, das umgebende Bindegewebe sowie die umgebenden Lymphknoten entfernt. Da der Gebärmutterhals über den Gebärmuttermund in die Scheide übergeht, entfernt der Operateur auch diesen Teil einschließlich eines ein bis zwei Finger breiten Anteils der oberen Scheidenhälfte. Danach verschließt er die Vagina an ihrem oberen Ende. Während des darauffolgenden Heilungsprozesses kann etwas Körperflüssigkeit aus der Scheide fließen, bis die Wunde durch ein Narbengewebe verschlossen ist. Normalerweise heilt die Wunde am Scheidenstumpf innerhalb von zwei bis drei Wochen ab, anschließend ist auch ein zu Beginn schonender sexueller Verkehr wieder möglich.

Manche Frauen setzen die Entfernung ihrer Gebärmutter mit einem Verlust ihrer Weiblichkeit gleich. Eine Patientin meinte nach dem Eingriff dazu:

> Ich fühle mich wie ausgeräumt – als ob ich keine richtige Frau mehr wäre.

Solche Empfindungen können sich natürlich hemmend auf das Entstehen sexueller Lust und die Bereitschaft zu sexuellen Aktivitäten auswirken.

Über ihre Bewältigung dieser schmerzhaften Vorstellungen berichtete sie später:

» Ich glaube, mir wurde erst in den Gesprächen mit meinem Mann und später auch mit meinem Frauenarzt richtig klar, dass mein Frausein nicht nur darin besteht, eine Gebärmutter zu haben, oder besser, jetzt nicht mehr zu haben. Dass ich trotzdem eine Frau bin und mich mein Mann auch jetzt noch liebt und begehrt. «

Einige Frauen, die wegen ihrer Krebserkrankung zuvor Schmerzen und Kontaktblutungen beim Geschlechtsverkehr hatten, empfinden nach der Entfernung der Gebärmutter und der Beseitigung dieser Symptome aber auch eine deutliche Verbesserung ihrer Sexualität. Trotzdem können in den ersten Wochen und Monaten nach der Operation Wundschmerzen den sexuellen Verkehr beeinträchtigen. Narbenbildungen im kleinen Becken verursachen manchmal auch dauerhafte Beschwerden.

Wird zusätzlich zur Operation eine Bestrahlung durchgeführt, tritt als Begleiterscheinung gelegentlich eine entzündliche Veränderung der Scheide (radiogene Kolpitis) auf. Wurde die Bestrahlung von außen vorgenommen, heilt die Entzündung innerhalb weniger Tage ab; zusätzlich können von dem behandelnden Gynäkologen entzündungshemmende Ovula zum Einführen in die Scheide sowie Sitzbäder, zum Beispiel mit Kamillosan®, verordnet werden.

Wird ein radioaktives Präparat wie Radium, Cäsium beziehungsweise Iridium zur lokalen Bestrahlung in die Vagina eingeführt, dauert die Entzündung manchmal mehrere Wochen. In einigen Fällen tritt durch Gewebsveränderungen als Strahlenspätfolge ein teilweiser oder vollständiger Verschluss der Vagina (Obliteration) auf, der einen Koitus unmöglich macht. In diesem Fall sollte versucht werden, durch die Anwendung von östrogenhaltigen Salben sowie den Einsatz von Vaginaldilatatoren Abhilfe zu schaffen. Manchmal empfehlen Ärzte in dieser Situation auch die möglichst frühzeitige Aufnahme des sexuellen Verkehrs mit dem Partner, um die Scheide zu dehnen. Dazu eine Patientin:

» Der Gynäkologe empfahl uns, so oft wie möglich miteinander zu schlafen, um meine Scheide offen zu halten. Obwohl ich von ihm zusätzlich ein Gleitmittel verordnet bekam, tat mir das Zusammensein mit meinem Mann jedes Mal weh, und ich verlor dadurch jegliche Lust am Verkehr. Wir wussten beide, dass es medizinisch gesehen sinnvoll war, aber diese Art des Vorgehens hat unsere gemeinsame Sexualität über lange Zeit hinweg belastet und auf meiner Seite jegliches Begehren zerstört. Und obwohl wir körperlich gesehen Erfolg hatten und meine Scheide offen blieb, habe ich geraume Zeit gebraucht, um wieder ein unbefangenes Verhältnis zur Sexualität aufbauen zu können. «

Als weitere Spätfolge kann außerdem eine Schrumpfung (Atrophie) der Scheidenschleimhaut zurückbleiben, mit der Folge, dass bei sexueller Erregung die Scheide nicht mehr feucht wird und es dadurch zu Schmerzen beim Koitus kommt. Wie bereits erwähnt, helfen dagegen in der Apotheke rezeptfrei erhältliche Gleitmittel.

Viele Frauen berichten nach der Operation über eine deutliche Abnahme ihres Bedürfnisses nach Sexualität und von Ängsten vor dem ersten sexuellen Verkehr mit ihrem Partner. Mehr als die Hälfte der Frauen gibt Schmerzen beim Koitus an. Hier ist das Verhalten des Partners von besonderer Bedeutung. Eine Patientin blickt zurück:

» Ich hatte natürlich große Angst davor, dass es beim ersten Mal weh tun könnte, obwohl die Wundschmerzen schon längst aufgehört hatten. Gott sei Dank konnte ich mit meinem Mann darüber sprechen, und ich wusste auch, dass er da Rücksicht auf mich nimmt. Er ist dann ganz vorsichtig in mich gekommen, und wir haben uns nur langsam dabei bewegt. Auf diese Weise konnten wir beide ein Gefühl dafür entwickeln, was noch möglich ist und wo es begann, mir weh zu tun. Wir haben dann lange Zeit eine Position bevorzugt, bei der ich auf ihm saß und es so steuern konnte, wie tief er in mich eindrang. Das hat mir sehr geholfen. «

Auch die sexuelle Empfindungsfähigkeit wird in manchen Fällen in Mitleidenschaft gezogen. Die Entfernung der Gebärmutter beeinträchtigt das sexuelle Empfinden eigentlich nicht, da die für sexuelle Lustempfindung wichtigen Organe wie die Klitoris, die Schamlippen und die Vagina erhalten bleiben. Eine Reihe von Frauen berichtet trotzdem über ein vermindertes orgastisches Erleben nach der Entfernung ihrer Gebärmutter. Ein Grund für diese Beobachtung mag darin liegen, dass von vielen Frauen auch die orgastischen Kontraktionen der Gebärmutter als lustvoll erlebt werden. Neben dem Verlust dieser Empfindungen behindert möglicherweise Narbengewebe, das sich nach der Operation im Bauchraum gebildet hat, das als lustvoll empfundene Zusammenziehen anderer Beckenmuskeln.

Wurde eine operative Verkürzung der Scheide notwendig, trägt häufig ein etwas längeres Vorspiel dazu bei, dass sie trotzdem für einen Koitus ausreichend weit und feucht wird. Sollte sie trotzdem nicht groß genug sein, kann die Frau die Innenseiten ihrer Oberschenkel und die äußeren Schamlippen mit einem Gel gleitfähig machen und während der Vereinigung die Schenkel zusammenpressen. Damit wird der Raum zwischen ihren Schenkeln zu einer Erweiterung der Scheide, in der sich der Mann bewegen kann. Es besteht auch die Möglichkeit, das Glied des Mannes während der Vereinigung am oberen Ende mit den Händen zu umfassen und so eine Verlängerung der Scheide zu erreichen.

Nach einer Entfernung der Gebärmutter fällt auch deren Haltefunktion für die inneren Organe des kleinen Becken weg. Es kann dadurch zu einer Absenkung von Scheide, Blase oder Darm kommen. Eine mögliche Folge dieser Verlagerung der inneren Organe sind Schmerzen beim sexuellen Verkehr.

Eine vollständige Entfernung der Gebärmutter beeinträchtigt oft eine Zeitlang das Entleeren der Blase, weil bei der Operation die in der Nachbarschaft der Gebärmutter liegenden Nervenbahnen beschädigt wurden. Häufig ist für einige Wochen nach der Operation keine vollständige Blasenentleerung möglich. Um Harnwegsinfekte zu vermeiden, lernt die Patientin deshalb, sich vorübergehend einen Blasenkatheter selbst einzuführen und den restlichen Urin dadurch zu entleeren. In diesem Fall ist es hilfreich, vor einem sexuellen Verkehr die Blase vollständig zu entleeren, um einem ungewollten und unkontrollierten Urinabgang während des Zusammenseins vorzubeugen.

Bei Frauen, die jünger als 40 Jahre sind, wird häufig versucht, mindestens einen der beiden Eierstöcke zu erhalten, damit der Körper weiterhin mit Östrogenen versorgt wird und kein vorzeitiges Klimakterium einsetzt. Auch ein Eierstock alleine produziert genug Hormone, um ein vorzeitiges Eintreten der Wechseljahre zu verhindern. Das Ei, das jeden Monat vom Eierstock ausgestoßen wird, wandert dann zwar den Eileiter herab, kann sich aber natürlich nicht mehr in der Gebärmutter einnisten und geht deshalb zugrunde. Ebenso kommt es natürlich nicht mehr zu Monatsblutungen. Bei Frauen, die über 50 Jahre alt sind, werden die Eierstöcke meist mitentfernt, da die Menopause bereits eingesetzt hat.

Bei einer ausgedehnten Krebserkrankung oder einem Rezidiv (Rückfall) wird auch eine sogenannte Exenteration durchgeführt, allerdings nur bei speziellen Gegebenheiten und unter besonderen Bedingungen. Dabei werden zusätzlich die Blase, Teile des Darms, der Scheide und eventuell auch der Vulva entfernt. Um trotz dieses weitgehenden Eingriffs sexuelle Intimität zu ermöglichen, besteht die Möglichkeit, eine neue Scheide, eine Neovagina, anzulegen.

Nachuntersuchungen zeigen, dass es nach Gebärmutterkrebs in weniger als 10 Prozent der Fälle zu länger dauernden Störungen in Partnerschaft und Ehe kommt. Der Mehrzahl der Paare gelingt es, die durch die Behandlungsfolgen ausgelösten sexuellen Probleme erfolgreich zu bewältigen.

Eierstöcke

Im Rahmen der Behandlung des Ovarialkarzinoms werden meist beide Eierstöcke, die Eileiter sowie die Gebärmutter operativ entfernt. Die wichtigste Auswirkung auf die Sexualität ist der Verlust der Fruchtbarkeit. Die Fähigkeit zum sexuellen Verkehr bleibt grundsätzlich erhalten. Allerdings kommt es durch den aus der Operation resultierenden Östrogenmangel bei Frauen vor der Menopause zu einem vorzeitigen Einsetzen der Wechseljahre mit den typischen Begleiterscheinungen wie Hitzewallungen und Trockenheit der Scheide. Um den Koitus zu erleichtern, empfiehlt sich die Anwendung eines wasserlöslichen Gels. Bei jüngeren Frauen besteht die Möglichkeit, den Östrogenmangel durch eine Substitutionstherapie medikamentös zu beheben.

An die Operation schließt sich in vielen Fällen eine Chemotherapie an, deren mögliche Auswirkungen auf die Sexualität noch zu beschreiben ist.

Darm

Bei Kolon- und Rektumkarzinomen ist die vollständige Entfernung des tumortragenden Darmabschnittes mit den regionären Lymphknoten die wichtigste therapeutische Maßnahme; das operative Vorgehen ist weitgehend standardisiert. Die Entscheidung, ob bei der Operation die Kontinenz erhalten werden kann, kann oft erst intraoperativ gestellt werden; alternativ wird die vorübergehende oder dauerhafte Anlage eines Stomas erforderlich. Zur Verbesserung der Prognose werden beim kurativ operierten Kolonkarzinom adjuvante Behandlungsformen (Chemotherapie) empfohlen, beim operierten Rektumkarzinom die kombinierte Strahlen- und Chemotherapie durchgeführt.

Bei der Familiären Adenomatösen Polyposis (FAP) als einer obligaten Präcancerose wurde bis Anfang der 80er Jahre die Proktocolektomie mit permanenter Ileostomie (künstlicher Dünndarmausgang) durchgeführt. Mit der Ileoanalen Pouchoperation (IAP) gelang in den 80er Jahren ein entscheidender Durchbruch in der chirurgischen Therapie, welche die Lebensqualität der Betroffenen deutlich verbessert.

In den ersten Wochen und Monaten nach der Operation verursachen die nur langsam verheilenden Operationsnarben häufig Schmerzen beim sexuellen Verkehr, insbesondere wenn nach einem Verschluss des Enddarms die Wundnähte bis in den Bereich des Scheideneingangs verlaufen. Dies gilt ebenso für die im Bauchraum liegende Wundhöhle, die bis zur endgültigen Abheilung schmerzhafte Empfindungen auslösen kann. In manchen Fällen bilden sich dabei Narbenstränge und Verwachsungen, die auch noch später Beschwerden verursachen können. Hier hilft nur Geduld.

Durch die Verlagerung von Organen während der Operation kann es auch zu einer Lageveränderung der Scheide kommen. Normalerweise liegt der Mastdarm wie ein Kissen unter der Scheide und wirkt so wie ein Polster. Durch die

Entfernung dieses Darmabschnittes nimmt die Vagina einen eher horizontalen Verlauf und ist freier beweglich. Beim sexuellen Verkehr besteht die Gefahr, dass es zu schmerzhaften Zerrungen an den Bändern kommt, mit denen Scheide und Gebärmutter im Becken befestigt sind (Postproktektomiesyndrom). In diesem Fall ist es sinnvoll, verschiedene Stellungen beim sexuellen Zusammensein auszuprobieren und sich auf diejenigen zu verlegen, die keine oder nur geringe Schmerzen verursachen. Die Lageänderung von inneren Organen im Becken führt manchmal auch zu Veränderungen der Druckverhältnisse, die die Funktion des Blasenschließmuskels beeinflussen. Als Folgeerscheinung treten dann unwillkürliche Urinabsonderungen oder Restharnbildungen auf.

Wird ergänzend zur Operation eine Chemotherapie oder Bestrahlung des Beckenraums notwendig, kommt es häufig zu einer Verminderung weiblicher Geschlechtshormone (Östrogenmangel), die eine geringere Erweiterung und verminderte Feuchtigkeit (Lubrikation) der Scheide oder den Wechseljahren ähnelnde Beschwerden zur Folge hat. Bei fehlender Feuchtigkeit der Scheide hilft ein Gleitmittel auf Wasserbasis, bei Hormonmangel die ärztliche Verordnung entsprechender Medikamente. In den geschilderten Fällen ist jedoch eine gründliche medizinische Diagnostik erforderlich, um fachgerechte Hilfe leisten zu können.

In dazu geeigneten Fällen wurde in den letzten Jahren nach der Entfernung des Dickdarms ein ileoanaler Pouch angelegt. Der Pouch ist ein operativ aus Dünndarmteilen geschaffenes Reservoir, das an den Schließmuskel angeschlossen wird und dadurch eine Stuhlentleerung auf natürlichem Wege erlaubt. Der Vorteil dieses Verfahrens liegt darin, dass kein Stoma angelegt werden muss. Es kann jedoch nur angewandt werden, wenn der Schließmuskel bei der Tumorentfernung erhalten geblieben ist. Durch dieses Behandlungsverfahren werden die Intimität und Sexualität dann kaum beeinträchtigt. Bei schwangeren Frauen mit einem Pouch sollte allerdings eine ausführliche fachärztliche Beratung darüber stattfinden, ob die Entbindung des Kindes nicht besser durch einen Kaiserschnitt erfolgen sollte. Die Kontinenz ist beim Pouch von großer Wichtigkeit, und es sollten deshalb Risiken vermieden werden, die durch Verletzungen des Schließmuskels oder der Beckenbodenmuskulatur zu einer Gefährdung des Pouch führen könnten.

Vorschläge zur Vermeidung von Störungen durch einen künstlichen Darmausgang während eines intimen Zusammenseins sind im Kapitel „Leben mit einem Stoma" aufgeführt.

Blase

Zur Behandlung von Blasenkrebs ist bei fortgeschrittenen Stadien meist die chirurgische Entfernung der gesamten Blase notwendig. Häufig müssen dabei auch Gebärmutter, Eierstöcke, Eileiter, Muttermund und die Vorderwand der Scheide sowie die Harnröhre mitentfernt werden. Der von den Nieren ausgeschiedene Urin wird nach außen abgeleitet und in einem Urostoma aufgefangen.

Da bei der Operation eine Hälfte der Scheide entfernt wird, ist ohne ihre Wiederherstellung kein Geschlechtsverkehr mehr möglich. Dazu kann ein Hauttransplantat verwendet werden; häufig wird jedoch auch mit Hilfe der noch vorhandenen Rückwand ein neuer Scheidentunnel hergestellt. Dabei gibt es zwei Verfahren: Bei dem einen formt der Operateur aus der verbliebenen Rückwand eine neue Röhre, die der Länge nach und am oberen Ende zusammengenäht wird. Diese wiederhergestellte Scheide ist natürlich deutlich enger als vorher und kann dadurch beim Koitus Schmerzen verursachen. Dies tritt vor allem auch dann auf, wenn nach einer vorherigen Strahlentherapie das Gewebe der Scheide an Elastizität verloren hat. Bei dem zweiten Verfahren wird die Scheidenrückwand vorsichtig vom Mastdarm abgeschält und ihr oberer Teil nach unten gekippt, so dass eine Tasche entsteht, die an beiden Seiten zugenäht wird. Hier ist die wiederhergestellte Scheide zwar genauso weit wie zuvor, jedoch erheblich kürzer.

Der operative Eingriff hat üblicherweise keinen Einfluss auf das Orgasmuserleben, da die dafür empfindsamen Bereiche wie Schamlippen und Klitoris nicht geschädigt werden. Sollte es durch die Neuanlage der Scheide zu Schmerzen beim Koitus kommen, helfen Gleitmittel, die Gabe von Hormonen und die Anwendung von Scheidendilatatoren, diese Symptome zu bessern. Sollte der Koitus trotzdem weiterhin Schmerzen auslösen, ist es ratsam, das Liebesspiel ohne Koitus fortzusetzen.

Vorschläge zur Vermeidung von Störungen durch eine künstliche Urinausleitung (Urostoma) während eines intimen Zusammenseins sind im Kapitel „Leben mit einem Stoma" aufgeführt.

SEXUELLE BEEINTRÄCHTIGUNGEN BEI KREBSERKRANKUNGEN DES MANNES

Prostata

Ein 64-jähriger Patient berichtet:

„Ich hielt es eigentlich nie für notwendig, zu einer Krebsfrüherkennungsuntersuchung zu gehen. Als ich vor drei Jahren zunehmende Schwierigkeiten mit dem Wasserlassen bekam, bin ich dann schließlich zu einem Urologen gegangen. Schon nach dem Abtasten der Prostata machte er ein bedenkliches Gesicht und sagte: ‚Das fühlt sich aber gar nicht gut an.' Er bestellte mich erneut und nahm drei Tage später eine Stanzbiopsie vor. Die Gewebeprobe zeigte, dass bei mir eine Krebsgeschwulst der Prostata vorlag. Der Urologe schaute mich ernst an und erklärte mir: ‚Leider müssen wir eine Radikaloperation durchführen und zusätzlich auch Ihre Hoden entfernen, um ein weiteres Wachstum des Krebses zu verhindern!' Ich war schockiert – nicht nur über die Diagnose, sondern auch über die mir bevorstehende operative Kastration. Ich hatte schon seit mehreren Jahren keinen sexuellen Verkehr mehr mit meiner Frau gehabt – andere Dinge waren für uns beide im Laufe der Jahre viel wichtiger geworden. Trotzdem: Plötzlich sollte ich kein richtiger Mann mehr sein!“

Das Prostatakarzinom ist nach dem Lungenkrebs der zweithäufigste bösartige Tumor des Mannes. Betroffen sind vor allem ältere Männer, der Häufigkeitsgipfel liegt zwischen dem 60. und 80. Lebensjahr. Zunehmend häufiger wird die Diagnose schon bei jüngeren, körperlich und sexuell aktiven, Männern gestellt. Zu Beginn verursacht diese Krebserkrankung keine Beschwerden. Daher sind viele Tumoren zum Zeitpunkt der Diagnosestellung bereits in einem fortgeschrittenen Stadium. Als Behandlungsmöglichkeiten kommen die Operation, eine radikale Prostatektomie sowie die Strahlentherapie in Betracht; bei fortschreitender Erkrankung wird eine systemische Hormontherapie durchgeführt.

Die operative Entfernung der Prostata hatte bisher für die Mehrzahl der Patienten unmittelbare Auswirkungen auf ihre Sexualität. Die Durchtrennung im Bereich der Vorsteherdrüse verlaufender Nervenbahnen führte zu einem Verlust der Erektionsfähigkeit. Bei einem Teil der Patienten (10 bis 15 Prozent) kehrte die Erektionsfähigkeit nach einiger Zeit zurück. Inzwischen wird in einigen Kliniken ein nervenschonendes Operationsverfahren nach Walsh angewandt, bei dem sexuelle Störungen seltener auftreten. Trotzdem bleibt ein vor der Operation nur schwer einzuschätzendes Risiko, eine Beeinträchtigung der Erektionsfähigkeit in Kauf nehmen zu müssen. Bisher dazu veröffentlichte Untersuchungen geben sehr unterschiedliche Wahrscheinlichkeiten zwischen 28 Prozent und 89 Prozent an, bei denen mit einer Erektionsstörung gerechnet werden muss. Sexuelle Aktivitäten können nach dem Abschluss der Wundheilung, also nach 4 bis 6 Wochen, wieder aufgenommen werden. Die Orgasmusfähigkeit bleibt von der Operation unbeeinflusst:

Auch wenn also in Folge der Erek-tionsstörung kein Eindringen in die Vagina mehr möglich sein sollte, kann also zum Beispiel durch Liebkosen des Gliedes ein Höhepunkt herbeigeführt werden.

Bei einer vollständigen Ausräumung der Prostata werden auch die in ihrer Nähe liegenden Samenblasen mitentfernt, die für die vorübergehende Aufnahme der Spermien verantwortlich sind. Nach einer solchen Operation wird deshalb beim Orgasmus keine Samenflüssigkeit mehr ausgestoßen (trockener Orgasmus). Die in den Hoden ausreifenden Spermien baut der Körper wieder ab. Bei Verletzungen von Hautnerven empfinden die Patienten eine Gefühllosigkeit im Leistenbereich oder an den Oberschenkeln.

Die radikale operative Entfernung der Prostata führt in circa 20 Prozent der Fälle zu einer Inkontinenz, die von den Patienten häufig als deutlich belastender erlebt wird als die Erektionsstörung. Hier ist eine Inkontinenzberatung durch den Urologen unbedingt erforderlich, um die Behandlungsmöglichkeiten gemeinsam zu erörtern. Bei manchen Patienten handelt es sich allerdings nur um eine vorübergehende Störung, das heißt nach einiger Zeit kehrt die Kontinenz wieder zurück

Insbesondere bei älteren Patienten mit einer Lebenserwartung unter 10 Jahren wird statt der radikalen Prostatektomie eine Strahlentherapie durchgeführt. Durch die sorgfältige Planung und Anwendung neuer Bestrahlungstechniken wird dabei bei der Mehrzahl der Patienten die Erektionsfähigkeit sowie die Kontinenz erhalten. Bei etwa 20 Prozent bis 30 Prozent der Patienten kommt es trotzdem zu einer Veränderung der arteriellen Blutgefäße des Beckens (Fibrosierung). Dies kann den für eine normale Erektion notwendigen Blutzustrom in das Glied so vermindern, dass keine vollkommene Steifheit mehr erreicht wird. Weitere mögliche Bestrahlungsfolge ist auch eine vorübergehende entzündliche Veränderung des Harnleiters, die zu schmerzhaften Ejakulationen führt. Wird Haut im Genitalbereich durch die Strahlentherapie gereizt, ist eine besondere Pflege erforderlich.

Etwa 80 Prozent der Prostatakarzinome sind hormonabhängig, das heißt ihr Wachstum wird von männlichen Sexualhormonen beeinflusst. Das Testosteron bewirkt, dass von der Prostata vermehrt Drüsensekrete gebildet und die Zellteilung angeregt wird. Bei Entzug dieses Hormons fehlt den Tumorzellen also der notwendige Anreiz zu Teilung und Wachstum, und der Tumor bildet sich zurück. Bei einem fortgeschrittenen hormonabhängigen Prostatakarzinom ist es daher notwendig, diese Hormonzufuhr auszuschalten oder, neuerdings, den hormonellen Reiz auf die Tumorzelle durch ein Antiandrogen zu blockieren, um das Wachstum des Tumors zu unterbinden. Das führt zwar in den seltensten Fällen zu einer völligen Rückbildung des Karzinoms, jedoch sehr häufig zu einem Stillstand seines Fortschreitens. Hierzu gibt es zwei bewährte Verfahren: den chirurgischen Eingriff und die medikamentöse Behandlung.

Der chirurgische Eingriff

Bei dieser Operation werden beide Hoden, die den größten Teil des Testosterons produzieren, entfernt. Der Operateur schält entweder die Hoden aus (subkapsuläre Orchiektomie), wobei die Hodenhüllen, die Nebenhoden und die Samenstränge erhalten bleiben, oder er räumt die Hoden vollständig aus (bilaterale Orchiektomie). Durch beide Operationsverfahren reduziert sich der Hormonspiegel so weit, dass die Prostata und Karzinomzellen nicht nachwachsen. Es kommt dadurch allerdings zu einer kompletten Impotenz, die nicht mehr rückgängig zu machen ist. Die Vorteile dieses Verfahrens liegen darin, dass es sich um einen einmaligen Eingriff handelt und eine medikamentöse Dauerbehandlung entfällt.

Die medikamentöse Behandlung

Die Freisetzung von Testosteron wird durch die Hirnanhangdrüse, die Hypophyse, gesteuert. Sie produziert dazu selbst Hormone, die über den Blutkreislauf zu den Hoden gelangen und dort die Testosteronproduktion steuern. Man kann die Ausschüttung von Testosteron auch dadurch unterbinden, indem man spezielle Medikamente, die sogenannten LHRH-Analoga, verordnet, die auf die Hypophyse einwirken und dort die Hormonbildung unterbinden. Die Hoden – und damit die körperliche Integrität – bleiben also erhalten, nur die Hormonproduktion wird unterbrochen. Wegen der geringeren Beeinträchtigungen der Lebensqualität entscheiden sich die meisten Männer bei eingehender Beratung meist für die medikamentöse Therapie und gegen die Orchiektomie. Es ist lediglich einmal im Monat oder einmal im Vierteljahr eine Injektion unter die Haut notwendig. Alternativ bleiben bei einer Monotherapie mit einem nichtsteroidalen Antiandrogen die Testosteron-Bildung und damit sexuelles Verlangen und Erektionsfähigkeit bestehen. Durch Blockade des Testosteron-Reizes auf die Tumorzelle wird deren Wachstum unterbrochen und ein der Kastration vergleichbarer Überlebenseffekt erzielt - allerdings mit signifikanten Vorteilen für die Lebensqualität in Bezug auf Sexualität und allgemeine körperliche Verfügbarkeit, das heißt Leistungsfähigkeit.

In einem umfangreichen Studienprogramm konnte zudem gezeigt werden, dass eine adjuvante Behandlung mit dem nicht-steroidalen Antiandrogen Bicalutamid (Casodex®) direkt im Anschluss an eine operative Entfernung oder Bestrahlung der Prostata das Risiko eines erneuten Krankheitsfortschrittes senkt.

Trotz der Vorteile bezüglich der Lebensqualität wird heute erst etwa die Hälfte der Patienten medikamentös behandelt, die anderen unterziehen sich dem operativen Eingriff. Beide Therapieverfahren erreichen das gleiche Ziel: Das durch Testosteron beeinflusste Wachstum des Tumors und eventueller Metastasen wird gestoppt und die Absiedelung von neuen Metastasen im Körper zunächst verhindert. Eine Folgewirkung der Testosteronabsenkung durch Orchiektomie oder LHRH-Analoga ist die Abnahme des sexuellen Verlangens und der Erektionsfähigkeit bis hin zum völligen Verschwinden. Dazu kommen vorübergehend Hitzewallungen und Schweißausbrüche, vergleichbar den Beschwerden von Frauen in den Wechseljahren. Prinzipiell bleiben diese Folgen bei einer Monotherapie mit Antiandrogenen aus. Allen Hormontherapien gemein ist eine mehr oder weniger ausgeprägte Feminisierung, die sich in einem verminderten Bartwuchs oder in einer Veränderung der Körperproportionen äußern kann. Zur Verhinderung der vor allem bei Antiandrogenen zu beobachtenden Zunahme des Brustwachstums besteht heute die Möglichkeit einer prophylaktischen Bestrahlung der Brust vor Beginn der antihormonellen Therapie.

Der Betroffene muss nicht nur die Diagnose Prostatakarzinom verarbeiten, sondern sich auch gegebenenfalls damit auseinandersetzen, dass durch die notwendig werdende Behandlung seine Sexualität ganz unmittelbar negativ beeinflusst wird.

Auch wenn viele schon vor der Erkrankung altersbedingt sexuell nicht mehr aktiv waren, empfinden sie die Behandlung und ihre Folgen oft als Verlust der Männlichkeit. Je jünger ein Patient ist, desto schwieriger ist die Situation. Ihre Bewältigung hängt vor allem davon ab, wie die Partnerin damit umgeht. Die Äußerung der Ehefrau eines Patienten verdeutlicht das:

„Mein Mann hatte anfangs sehr darunter zu leiden, dass er nicht mehr potent war und wir nicht mehr in der gewohnten Weise miteinander schlafen konnten. Das war für uns beide ein schmerzlicher Verlust. Ich habe ihm in dieser Zeit immer wieder gesagt: ‚Du bist für mich trotzdem mein Mann, und ich meine wirklich Mann, weil in meinen Augen deine Männlichkeit aus mehr als nur der Fähigkeit besteht, potent zu sein.' Wir haben vor seiner Operation sehr oft die Erfahrung gemacht, dass ich bereits während des Vorspiels, allein durch sein Streicheln zum Orgasmus kam. Ich habe ihm einfach gesagt: Du hast doch noch deine Hände, um mir deine Liebe zu zeigen. Ich glaube, das hat sehr dazu beigetragen, dass er seine Verunsicherung allmählich überwunden hat."

Es gibt jedoch auch Möglichkeiten, durch Anwendung bestimmter Hilfsmittel trotz der behandlungsbedingten Impotenz eine Erektion zu erreichen und damit einen Koitus vollziehen zu können. Es handelt sich dabei um die Anwendung von MUSE®, der SKAT-Technik, der Anwendung von Erektionshilfesystemen oder das operative Einsetzen einer Penisprothese. Der Erfolg dieser Verfahren beschränkt sich jedoch auf die Wiederherstellung der Erektionsfähigkeit. Sexuelle Lust, Orgasmus und Ejakulation können damit nicht beeinflusst werden.

Penis

Das Peniskarzinom ist ein seltener Tumor. Häufig wird die Diagnose erst sehr spät gestellt, da Schamgefühle oder Ängste vor einem operativen Eingriff in der Genitalregion die Patienten davon abhalten, frühzeitig zum Arzt zu gehen. Der Zeitpunkt der Diagnosestellung ist jedoch von erheblicher Bedeutung für das therapeutische Vorgehen: Bei früher Entdeckung reicht manchmal eine lokale Strahlentherapie, durch welche die Sexualität nur wenig beeinträchtigt wird. In letzter Zeit kommt auch die Lasertherapie als schonendes Behandlungsverfahren zum Einsatz. Bei fortgeschrittenem Krankheitsstadium ist jedoch die operative Entfernung des Tumors und die – von der Lage, Größe und Ausdehnung des Tumors abhängige – teilweise oder vollständige Amputation des Penis die einzig erfolgversprechende Therapie.

Für viele der davon betroffenen Patienten bedeutet diese Operation einen erheblichen Eingriff in das Selbsterleben ihrer Männlichkeit, wie es der folgende Rückblick eines 67-jährigen Mannes verdeutlicht:

» Als man mir eröffnete, dass der Knoten an meinem Glied ein Karzinom sei und als einzige Behandlungsmöglichkeit die Amputation meines Gliedes in Frage komme, habe ich erst einmal zugestimmt. Ich wollte vor allem überleben und war wie gelähmt vor Angst, bald sterben zu müssen. Der Schrecken darüber, was man mit mir gemacht hat, kam erst, als ich beim ersten Verbandswechsel die Wunde sah. Ich war zu diesem Zeitpunkt schon seit acht Jahren verwitwet, das heißt, es gab niemandem, mit dem ich hätte schlafen können – das Kapitel hatte ich innerlich für mich abgeschlossen. Und trotzdem war ich entsetzt, plötzlich kein Mann mehr zu sein. Ich glaube nicht, dass man so etwas im positiven Sinn ‚verarbeiten' kann. So ein Verlust ist nicht ungeschehen zu machen, und ich schäme mich beispielsweise immer noch, mit einer Badehose ins Schwimmbad zu gehen. Geholfen hat mir letztendlich die Bemerkung eines Psychologen in der Anschlussheilbehandlung, in der ich war. Er sagte zu mir: ‚Wissen Sie, das ist schlimm, was Ihnen passiert ist. Aber es war der Preis dafür, dass Sie jetzt noch am Leben sind.' Es hat mir geholfen, dass er meine Situation nicht so bagatellisiert hat – und sein Argument, dass ich dafür wirklich etwas bekommen habe, auch wenn der Preis hoch war, hat mich überzeugt. «

Bei der teilweisen Amputation des Gliedes (partielle Penektomie) wird nur der Teil mit der Eichel entfernt. Bei manchen Patienten ist trotz dieses Eingriffs ein befriedigendes Liebesleben möglich. Bei sexueller Erregung wird der verbliebene Teil des Gliedes steif und ist häufig groß genug für einen Koitus. Obwohl die Eichel als besonders empfindsames Organ fehlt, kann der Mann trotzdem einen

Orgasmus und einen damit verbundenen Samenerguss erleben. Manchmal kann jedoch auch nur ein Penisstumpf von etwa drei Zentimeter Länge erhalten werden, der zwar einen gerichteten Harnstrahl ermöglicht, aber den Vollzug eines Koitus unmöglich macht. In diesem Fall ist es hilfreich, den eigenen Körper neu zu erforschen und bisher vielleicht unbekannte erogene Zonen zu entdecken, die sich zur sexuellen Stimulation eignen.

Dazu der Bericht eines 48-jährigen Patienten:

» Ich hatte von einem Urologen gehört, dass sich die Prostata auch zur sexuellen Stimulation eignet. Ich habe diesen Vorschlag zunächst vollkommen verworfen, zum Teil, weil es mir selbst fremd erschien, zum Teil, weil ich mich schämte und es meiner Frau nicht zumuten wollte. Irgendwann habe ich es ihr dann aber doch erzählt, und sie war wesentlich bereitwilliger, das mit mir auszuprobieren, als ich dachte. Das erste Mal, als sie ihren Finger in meinen After einführte und meine Prostata vorsichtig massierte, überwogen eher die Schamgefühle und ein anfänglich unangenehmes Druckgefühl. Aber da mir meine Frau Mut machte, haben wir öfter damit experimentiert, und inzwischen ist diese Technik für uns beide zu einem wichtigen Teil unseres intimen Zusammenseins geworden. Ich komme dadurch fast regelmäßig zum Orgasmus, und meine Frau meint, es sei auch für sie eine schöne Erfahrung, mich so zum Orgasmus bringen zu können. «

Da bei der Frau die äußeren Geschlechtsorgane, insbesondere die Klitoris, und das untere Drittel der Scheide auf Stimulation besonders empfindsam reagieren, kann sie auch bei einer Penisteilamputation des Partners die Sexualität genießen und zum Orgasmus kommen. Bei einer vollständigen Amputation (totale Penektomie) entfernt der Chirurg das Glied mit seinen Gewebesträngen im Becken. Ergänzend legt er einen neuen Harnröhrenausgang zwischen Hodensack und After. Da der Blasenschließmuskel bei diesem Eingriff erhalten bleibt, wird eine Inkontinenz vermieden.

Wird eine primäre oder adjuvante Bestrahlung durchgeführt, kommt es manchmal zu vorübergehenden Ödembildungen sowie einer Veränderung des Schwellkörpergewebes (Fibrosierung), die eine ausreichende Blutfülle für eine Erektion verhindert. Zum Schutze der Keimdrüsen gegen die bei der Behandlung anfallende Streustrahlung legt der Radiologe einen Bleikapselschutz an. Dennoch ist bei bestehendem Kinderwunsch ein zeitlicher Sicherheitsabstand nach der Strahlentherapie empfehlenswert.

Nachuntersuchungen zeigen, dass die meisten Männer nach einem solchen Eingriff auf sexuelle Aktivitäten verzichten. Es gibt jedoch immer noch die Möglichkeit, durch Stimulation anderer erogener Zonen sexuelle Erregung und Lustgefühle zu erleben; zu ihnen gehören der Hodensack sowie die umgebenden Hautregionen um Hodensack und After. Die Partnerin kann durch Streicheln der Genitalien, durch orale Stimulation oder die Anwendung eines Vibrators zur Befriedigung kommen.

Ein Patient äußerte dazu:

» Auch wenn ich seit der Operation nicht mehr mit meiner Frau schlafen kann, habe ich nicht das Gefühl, sie sexuell nicht befriedigen zu können. Natürlich war es eine Umstellung für uns beide, aber im Grunde haben wir nur Techniken häufiger angewandt, die uns schon vorher vertraut waren und die zu unserem Vorspiel gehört haben. Dieses Gefühl, dass meine Frau trotzdem zum Orgasmus kommen kann, hilft mir sehr dabei, mit meinem eigenen Verlust umgehen zu können und für mich das Gefühl aufrecht erhalten zu können, trotzdem ein Mann zu sein.“

Hoden

Der 24-jährige Patient Alexander S. berichtet:

„Als ich eines Morgens beim Duschen eine Verhärtung meines einen Hodens feststellte, hatte ich gleich das ungute Gefühl, dass es sich um etwas Bösartiges handeln könnte. Der Urologe wies mich dann nach einer Untersuchung auch umgehend ins Krankenhaus ein, wo die Verdachtsdiagnose eines Hodentumors gestellt wurde. Die Ärzte schlugen eine Entfernung des befallenen Hodens und – bei Bestätigung der Diagnose – aus Sicherheitsgründen die Ausräumung von Lymphknoten im hinteren Bauchraum vor. Ich sah keine Alternativen und hatte damals nur einen Wunsch, nämlich zu überleben, egal wie. Was die Operation für Folgen für mich haben sollte, wurde mir erst wesentlich später deutlich. Ich war zwar auf mögliche Nebenwirkungen der Operation hingewiesen worden, aber vor dem Eingriff hatte ich dafür irgendwie kein Ohr. Erst als ich das erste Mal wieder mit meiner Freundin schlief und keinen normalen Samenerguss mehr hatte, erinnerte ich mich an den Hinweis des Urologen auf einen möglicherweise auftretenden 'trokkenen Orgasmus'. Erst da wurde mir bewusst, dass ich durch den Eingriff zeugungsunfähig geworden war. Sex – das hatte für mich früher nichts mit Kinderkriegen zu tun. Eine Schwangerschaft habe ich sozusagen als unerwünschte Nebenwirkung, als Unfall angesehen, nicht als etwas Positives. Jetzt traf mich die Erkenntnis, dass ich niemals eigene Kinder haben würde, wie ein Keulenschlag. Sicher spielte auch eine Rolle, dass ich immer noch nicht damit fertig war, Krebspatient zu sein, aber ich zog mich jedenfalls danach für Wochen von meiner Freundin zurück. Ich hatte das Gefühl, ich kann es ihr nicht mehr zumuten, mit mir zusammenzubleiben, weil sie von mir keine Kinder mehr bekommen kann. Es kam mir wie ein Betrug an ihr vor. Sie hat es damals bestimmt nicht einfach mit mir gehabt. Erst allmählich habe ich mit ihr zusammen mein Selbstwertgefühl wieder aufbauen können. Sie hat mir klargemacht, dass unsere Liebe etwas ganz Großes ist, das nicht abhängt von meiner Fruchtbarkeit oder Unfruchtbarkeit. Heute kann ich mich trotz der Operationsfolgen weiter als Mann fühlen."

Bei Hodenkrebs ist meist nur einer der beiden Hoden betroffen. Handelt es sich dabei – wie in den meisten Fällen – um ein Seminom (vom Keimgewebe ausgehender Tumor), besteht die Behandlung in der operativen Entfernung des betroffenen Hodens sowie einer Nachbestrahlung der dazugehörigen Lymphabflussgebiete. Da die Hoden paarweise angelegt sind, entsteht im allgemeinen kein Hormondefizit, denn die Hormonproduktion des Hodens auf der anderen

Seite ist ausreichend. Wird eine Strahlentherapie durchgeführt, muss auf die konsequente Anwendung einer Hodenschutzkapsel aus Blei geachtet werden, um eine Schädigung des gesunden Hodens zu verhindern.

Wird etwa bei nichtseminomatösen Karzinomen eine zusätzliche operative Entfernung der regionalen Lymphkno ten (retroperitoneale Lymphadenektomie) oder eine sich anschließende Zytostatikatherapie notwendig, wird die Sexualität davon oft negativ beeinflusst. Nach der Lymphknotenausräumung kann es zu einer verminderten oder fehlenden Ejakulationsmenge bzw. einer Ejakulation in die Blase (trockener Orgasmus) kommen. Die daraus resultierende Zeugungsunfähigkeit (Infertilität) wird von vielen Männern als besonders belastend erlebt. Bei Anwendung von Zytostatika sollte – falls ein Kinderwunsch besteht – ein entsprechender zeitlicher Sicherheitsabstand von mindestens sechs Monaten eingehalten werden, um eine mögliche Missbildung des Kindes zu vermeiden. Je nach den verwendeten Medikamenten kehrt bei etwa 30 bis 50 Prozent der behandelten Männer nach einem Zeitraum zwischen 2 bis 4 Jahren die Fruchtbarkeit wieder zurück.

In seltenen Fällen werden beide Hoden gleichzeitig oder in einem zeitlichen Abstand befallen, so dass eine Entfernung beider Hoden notwendig wird. Dadurch kommt es als Folgewirkung zu einem verringerten oder fehlenden sexuellen Verlangen. Außerdem treten vorübergehend Hitzewallungen und Schweißausbrüche auf, vergleichbar den Beschwerden von Frauen in den Wechseljahren. Zusätzlich macht sich eine mehr oder weniger ausgeprägte Feminisierung bemerkbar, die sich in vermindertem Bartwuchs, einer Veränderung der Stimmlage oder der Körperproportionen äußern kann. Diese Folgeerscheinungen können durch Hormongaben in Form von Injektionen, Tabletten oder Pflastern komplett behoben werden.

Wie der Bericht von Alexander S. zeigt, kann die Entfernung eines oder beider Hoden eine erhebliche seelische Verunsicherung hervorrufen, da viele Männer die Hoden als ein Symbol ihrer Männlichkeit ansehen, genauso wie Frauen vielfach ihre Brüste als Symbol ihrer Weiblichkeit erleben. Daher ziehen sich manche Patienten vorübergehend sexuell zurück, manchmal auch aus Angst vor kränkenden Bemerkungen ihrer Partnerin – selbst wenn diese nur in spaßhafter Form geäußert werden: „Du bist ja nur noch ein halber Mann!" Befragungen von Patienten mit einem Hodentumor lassen erkennen, dass deren Selbstwertgefühl zum Teil erheblich beeinträchtigt wurde. Umgekehrt nahm jedoch die Zuneigung ihrer Partnerinnen eher zu, so dass die Beziehung deshalb nicht ernsthaft gefährdet war. Die verständnisvolle Haltung der Partnerin ist daher eine wesentliche Hilfe, die entstandenen Hemmungen zu überwinden und zu einem liebevollen Zusammenleben zurückzufinden.

Darm

Operative Eingriffe im Bereich des Beckens haben unmittelbare Auswirkungen auf die Sexualität, wenn die für die sexuellen Funktionen verantwortlichen Nervenbahnen verletzt oder zerstört werden. Dies trifft insbesondere für die abdominoperineale Rektumresektion zu, bei welcher der untere Anteil des Dickdarms sowie der Mastdarm entfernt werden und ein künstlicher Darmausgang angelegt wird. Trotz der Entwicklung neuer Operationsmethoden ist dabei die Beschädigung dieser Nerven nicht immer zu vermeiden. Eine mögliche Folge sind Erektionsstörungen und/oder seltener Ejakulationsstörungen.

Da im Rahmen der Operation möglicherweise auch Blutgefäße unterbunden werden müssen, die für die Entstehung der Erektion mitverantwortlich sind, kann es auch dadurch zu einer verminderten Erektion kommen, das heißt, das Glied wird nicht steif genug, um einen Koitus zu ermöglichen. Die Empfindungsfähigkeit der Haut bleibt aber ebenso erhalten wie die Möglichkeit, einen Orgasmus zu erleben.

Nicht selten bessert sich nach einigen Monaten die Erektionsfähigkeit dadurch wieder, dass sich verletzte Nervenbahnen regenerieren oder die Blutversorgung der Schwellkörper über neu ausgebildete Adern geschieht. Jüngere Männer können erfahrungsgemäß eher damit rechnen, dass ihre Erektionsfähigkeit vollständig wiederhergestellt wird.

Die häufig ergänzend angewandte Strahlentherapie kann ebenfalls Auswirkungen auf die Erektionsfähigkeit haben. Bei hohen Strahlendosen und großflächigen Bestrahlungen des Bauchraumes kommt es manchmal zu Veränderungen der blutzuführenden Arterien zum Glied (Fibrosierung). Die Arterienwände vernarben und verlieren dadurch ihre Elastizität. Dadurch können sie ihren Durchmesser nicht mehr in dem Maß ausdehnen, wie es für das Erlangen einer vollständigen Erektion notwendig wäre. Diese Bestrahlungsfolge setzt häufig nicht sofort in vollem Umfang ein, sondern macht sich erst in einem Zeitraum von ein bis zwei Jahren bemerkbar.

Zur Behandlung der Erektionsstörungen können MUSE®, Erektionshilfesysteme, die SKAT-Technik, Penisprothesen oder bei bestimmten Voraussetzungen Viagra® zum Einsatz kommen.

Bei Krebserkrankungen des Dünn- oder Dickdarms kann die Anlage eines Stomas notwendig werden. Der künstliche Darmausgang stellt für die meisten Betroffenen eine schwerwiegende Belastung dar, die erst schrittweise verarbeitet wird. Darunter leidet natürlich auch die Sexualität. In dazu geeigneten Fällen wurde in den letzten Jahren nach der Entfernung des Dickdarms ein ileoanaler Pouch angelegt. Der Pouch ist ein operativ aus Dünndarmteilen geschaffenes Reservoir, das an den Schließmuskel angeschlossen wird und dadurch eine Stuhlentleerung auf natürlichem Wege erlaubt. Der Vorteil dieses Verfahrens liegt darin, dass kein Stoma angelegt werden muss. Es kann jedoch nur angewandt werden, wenn der Schließmuskel bei der Tumorentfernung erhalten werden konnte. Durch dieses Behandlungsverfahren werden die Intimität und Sexualität deutlich weniger beeinträchtigt als bei einer Stomaanlage.

Blase

Je nach Größe und Ausdehnung des Tumors wird ein unterschiedliches therapeutisches Vorgehen notwendig. Entweder erfolgt eine lokale Abtragung durch die Harnröhre (Elektroresektion), oder es wird eine teilweise oder vollständige Entfernung der Blase erforderlich. Vor oder nach dem Eingriff wird je nach Tumorausdehnung eine Strahlen- oder Chemotherapie durchgeführt.

Meistens schränkt das die Sexualität ein. Bei der Entfernung der Blase werden Prostata, obere Harnröhre, Samenblasen und benachbarte Lymphknoten mitentfernt (Zysto-Prostato-Vesikuloektomie). Das verursacht völligen Erektionsverlust, der aber durch MUSE®, die SKAT-Technik, Erektionshilfesysteme, Penisprothesen oder gegebenenfalls Viagra® behoben werden kann.

Hat der Tumor andere Organe verschont und gibt es keine anderen Einschränkungen, kann die Kontinenz durch eine Ersatzblase wiederhergestellt werden. Seit Mitte der 80er Jahre wird zumeist die Ileum-Neoblase eingesetzt, eine Ersatzblase aus etwa 55 Zentimeter Dünndarm. Das gewährleistet sichere Kontinenz.

Ist die Anlage einer Ileum-Neoblase nicht möglich, werden der Urin in den Dickdarm geleitet (Uterosigmoidostomie) oder ein Ausgang durch die Haut (kutane Ureterostomie) hergestellt. Es ist möglich, trotz eines Urostomas relativ ungestörte Intimität zu erleben. (siehe Kapitel „Leben mit dem Stoma").

Muss der Beckenraum bestrahlt werden, kann auch das die Erektionsfähigkeit beeinträchtigen. Die Wahrscheinlichkeit ist umso größer, je höher die Strahlendosis und je größer der bestrahlte Beckenraum sind. Die Störung entsteht aus einer Schädigung der zum Glied führenden Arterien (Fibrosierung). Das Blut, das durch diese Arterien einströmt, lässt die Erektion entstehen. Erfahrungsgemäß leidet in einem Drittel der Fälle durch eine Bestrahlung die Erektionsfähigkeit.

THERAPIEBEDINGTE BEEINTRÄCHTIGUNGEN DER SEXUALITÄT

Strahlentherapie

Ziel einer Strahlentherapie ist es, krankhaft veränderte Zellen des Körpers mit ionisierenden Strahlen zu zerstören, um ihr weiteres Wachstum und ihre Ausbreitung zu verhindern. Ihr Erfolg hängt nicht nur von der Größe des Tumors, sondern auch von der Strahlenempfindlichkeit der kranken Zellen und von der Strahlenverträglichkeit des umgebenden gesunden Körpergewebes ab.

Eine Strahlentherapie ist, wie andere Behandlungsverfahren auch, von möglichen Nebenwirkungen begleitet, die sich auf die Sexualität auswirken können. Bei großflächigen Bestrahlungen kommt es häufig zu einer deutlichen Beeinträchtigung des Allgemeinbefindens, zu Übelkeit oder Brechreiz. Dass in einem solchen Zustand sexuelle Wünsche nicht aufkommen können, liegt auf der Hand. Wird die Strahlentherapie dagegen gut vertragen, steht auch der Fortführung eines normalen Sexuallebens nichts im Wege.

Neben diesen allgemeinen Strahlenfolgen finden sich je nach Tumor und Bestrahlungsart folgende spezifische Auswirkungen auf die Sexualität:

Bei **Frauen** kommt es nach der Bestrahlung des Beckenraumes schon nach der relativ geringen Strahlenmenge von 5 Gy zur dauerhaften Unfruchtbarkeit, das heißt zum Ausbleiben der Monatsblutung und zum vorzeitigen Einsetzen der Wechseljahre.

Durch die Bestrahlung kann auch das Gewebe der Scheide gereizt werden (radiogene Kolpitis) und mit einer Rötung ähnlich einem Sonnenbrand reagieren. Die Schädigung der Schleimhautoberfläche kann sie dünn und brüchig werden lassen. Viele Frauen beobachten deshalb leichte Blutungen nach einem Koitus. Bei einigen bilden sich auch wunde Stellen oder gutartige Geschwüre in der Scheide, die beim Verkehr Schmerzen auslösen. Diese Schädigungen heilen jedoch mit der Zeit aus.

Während der Behandlung und einige Wochen danach fühlt sich die Scheide noch weich an, im Verlauf der Zeit kann es jedoch durch die Strahlenschäden zu Narbenbildungen in der Scheidenwand kommen. Die Folge ist eine Verhärtung des Gewebes, so dass die Scheide ihre Elastizität verliert und bei sexueller Erregung nicht mehr in gleichem Maß dehnbar ist wie vor der Strahlenbehandlung. In manchen Fällen ist die Vernarbung so ausgeprägt, dass die Scheide sich verengt und verkürzt, so dass kein sexueller Verkehr mehr möglich ist. Dem kann durch das Dehnen der Scheide mit Hilfe eines Dilatators vorgebeugt werden. Regelmäßiger sexueller Verkehr ist eine weitere, natürliche Methode, um dieser unerwünschten Nebenwirkung einer Strahlentherapie vorzubeugen.

Unter der Voraussetzung, dass keine schweren Blutungen eines Karzinoms in der Blase, im Mastdarm, in der Gebärmutter, im Muttermund oder in der Scheide festgestellt wurden, kann eine Patientin auch während einer Strahlentherapie sexuellen Verkehr haben. Die äußeren Genitalien und die Scheide sind genauso empfindsam wie immer, und solange das Liebesspiel keine Schmerzen verursacht, ist der sexuelle Verkehr möglich. Es ist aber sinnvoll, dies vorher mit dem behandelnden Arzt zu besprechen.

Falls eine Hochdosisbestrahlung notwendig ist, aber noch Kinderwunsch besteht, kann durch ein vorheriges operatives Verlagern der Eierstöcke oder ein Tiefgefrieren von Eizellen eine spätere Schwangerschaft ermöglicht werden. Die Umlagerung der Eierstöcke kommt auch in Betracht, um die Hormonproduktion zu erhalten. Denn eine höher dosierte Bestrahlung im Beckenbereich führt zu einer Unterdrückung der Eierstockfunktion, die wiederum von einem Verlust an sexuellem Interesse und einem Aussetzen der Menstruation begleitet ist. Andernfalls müssen möglicherweise lebenslang Eierstockhormone zugeführt werden.

Bei **Männern**

werden die Hoden nur in sehr seltenen Fällen direkt bestrahlt. Häufiger kommt es zu einer Schädigung durch die Streustrahlung, wenn benachbarte Körperbezirke bestrahlt werden. Man versucht, diese Nebenwirkung durch die Verwendung von Hodenschutzkapseln aus Blei zu minimieren. Trotzdem besteht das Risiko einer vorübergehenden Beeinträchtigung der Zeugungsfähigkeit durch Schädigung der Spermien, in wenigen Fällen auch eines jahrelangen Verlustes an lebensfähigen Spermien. Die Potenz bleibt in der Regel erhalten. Da in den Hoden ständig neue Samenzellen entwickelt werden, wird nach einer Wartezeit von mehreren Monaten die Zeugungsfähigkeit meist wieder erreicht. Sollte ein Kinderwunsch bestehen, ist eine Beratung durch den behandelnden Radiologen über den notwendigen zeitlichen Sicherheitsabstand notwendig. Bei Bestrahlungen im Bereich des Beckens oder der Leisten ist es sogar empfehlenswert, einen Zeitraum von etwa zwei Jahren einzuhalten, um das genetische Risiko möglichst niedrig zu halten.

Es kann allerdings durch eine Bestrahlung des Beckenraums zu einer Vernarbung der Blutgefäße kommen, die für die Blutversorgung des Gliedes verantwortlich sind. Mögliche Folge ist eine Erektionsstörung. So klagen etwa 40 Prozent der Patienten, die wegen eines Prostatakarzinoms bestrahlt wurden, über eine Abnahme oder einen Verlust ihrer Erektionsfähigkeit als unerwünschte Nebenwirkung dieser Behandlung.

Chemotherapie

Zytostatika hemmen das Wachstum und die Vermehrung von Tumorzellen. Diese Behandlung ist, je nach Art und Kombination der verwandten Medikamente, von Nebenwirkungen begleitet, die auch die Sexualität betreffen. Ganz allgemein wird jede Art von Chemotherapie mehr oder weniger als belastend erlebt, und deshalb ist der Wunsch nach sexueller Intimität oft nur gering. Die auftretenden Empfindungen von Mattigkeit, Müdigkeit, Erschöpfung oder auch Übelkeit und Erbrechen klingen häufig erst allmählich nach dem Ende eines Zyklus oder der Gesamtbehandlung ab. Haarausfall, Gewichtsverlust oder auch der zur Therapie notwendige Infusionskatheter können das Gefühl der eigenen Attraktivität zusätzlich vermindern. Die meisten Patienten berichten, dass ihr sexuelles Verlangen erst nach dem Abschluss der Therapie wieder das vorherige Niveau erreichte.

Die 28-jährige Ehefrau eines Patienten mit Chronisch Myeloischer Leukämie (CML) berichtet:

» Mein Mann bekam ein Medikament mit der Bezeichnung Litalir. Es hatte zwar nicht die extremen Nebenwirkungen wie Haarausfall, Erbrechen oder Durchfall, aber seine Potenz wurde sehr schnell immer schwächer. Trotzdem sind wir genauso oft ins Bett gegangen wie früher. Am Sonntag haben wir manchmal vier Stunden lang damit zugebracht, uns nur zu streicheln und zu umarmen. Ich konnte mich nicht satt sehen an seinem schönen schlanken Körper und habe auch immer wieder an ihm gerochen, weil er so einen eigenen Geruch an sich hatte, den ich von Anfang an gemocht habe. Er war ja auch weiterhin in der Lage, mich durch Streicheln zum Höhepunkt zu bringen. Wir haben überhaupt nichts vermisst, sondern jede Stunde genossen, die wir zusammensein konnten. Er sagte immer zu mir: ‚Wenn ich dich umarme, vergesse ich, dass ich Krebs habe'. «

Weiterhin lassen sich bei Frauen und Männern folgende spezifische Auswirkungen auf die Sexualität beobachten:

Bei **Frauen**

kann vorübergehend oder auf Dauer die Hormonproduktion der Eierstöcke reduziert oder vollkommen gestoppt werden. Die Häufigkeit dieser Nebenwirkung ist vom Alter der Patientin und der Art und Dosis der Medikamente abhängig. Wird die Chemotherapie über einen Zeitraum von mehreren Monaten ausgedehnt oder in Kombination mit einer Strahlentherapie durchgeführt, sind die Auswirkungen deutlicher spürbar. Dadurch können die typischen Symptome der Wechseljahre vorzeitig auftreten, das heißt Hitzewallungen, Trockenheit und fehlende Dehnbarkeit der Scheide sowie unregelmäßige oder ganz aussetzende Monatsblutungen.

Enthält die Chemotherapie auch Kortisonpräparate oder wird eine begleitende Antibiotika-Therapie notwendig, so kann eine Pilzinfektion in der Scheide auftreten. Sie macht sich durch Jucken, weißlichen Ausfluss und Brennen beim Geschlechtsverkehr bemerkbar.

Zur Vorbeugung einer Pilzinfektion ist es sinnvoll, täglich frische Baumwollslips zu verwenden. Locker sitzende Kleidung und Baumwollunterwäsche lassen Luft an die Scheidenregion gelangen und tragen so dazu bei, dass sich keine Infektion entwickelt. Tritt trotzdem eine Pilzinfektion auf, ist es wichtig, sie rechtzeitig und gründlich zu behandeln, da durch die Chemotherapie die körpereigene Abwehr geschwächt ist und jede Infektion gefährlicher werden kann als unter normalen Umständen.

Im allgemeinen werden die Zytostatika dem Körper über einen Venenkatheter zugeführt. In geeigneten Fällen besteht jedoch auch die Möglichkeit, das Medikament gezielter anzuwenden. Bei Blasenkrebs beispielsweise kann das Präparat direkt in flüssiger Form über einen Blasenkatheter in die Blase eingeführt werden und dort lokal zur Wirkung kommen. Diese Behandlung wirkt sich weniger auf das Sexualleben aus. Es kommt aber oft zu Schmerzen beim sexuellen Verkehr, wenn in Folge dieser Therapie Blase und Harnröhre noch entzündet sind.

Besteht ein Kinderwunsch, ist folgendes zu bedenken: Trotz eines vielleicht gestörten Menstruationszyklus ist eine Schwangerschaft möglich. Die bei einer Chemotherapie verwendeten Medikamente beeinflussen die Reifung der Samen- und Eizellen und können ein sich entwickelndes Kind schädigen. Daher ist auf einen sicheren Empfängnisschutz zu achten.

Bei **Männern**

kann es bei einer Polychemotherapie, also einer Kombinationsbehandlung mit mehreren Substanzen und speziell bei Anwendung von Alkylanzien, zu einer vorübergehenden Infertilität (Unfruchtbarkeit) kommen. Besonders häufig tritt diese Nebenwirkung bei jungen Männern auf, die wegen Morbus Hodgkin oder eines fortgeschrittenen Hodentumors behandelt werden. Im Spermiogramm findet sich dann eine verminderte Anzahl von Spermien, oder die Spermien fehlen ganz. Je nach Medikamentenkombination ist jedoch nach Abschluss der Therapie mit einer Rückkehr der Fertilität zu rechnen. Besteht ein Kinderwunsch, ist auch an die Möglichkeit einer Tiefkühlkonservierung von Sperma zu denken. Leider werden die dadurch entstehenden Kosten von den Krankenkassen in der Regel nicht übernommen.

Hormontherapie

Bei Krebserkrankungen, bei denen das Wachstum der Tumorzellen durch Hormone positiv beeinflusst wird, können Hormone zur Therapie eingesetzt werden. Ziel dieser Behandlungsmethode ist es, die Tumorzellen von der Hormonzufuhr abzuschneiden und sie dadurch „auszuhungern". Das geschieht entweder durch Ausschaltung der hormonproduzierenden bzw. ausschüttenden Organe oder durch Medikamente, die die Hormonwirkung blockieren. Bestimmte Formen des Brustkrebses sowie des Gebärmutterkrebses bei der Frau und das Prostatakarzinom des Mannes sind Beispiele für solche hormonabhängigen Tumore.

Bei **Frauen**

ist es bei bestimmten Formen von Brust oder Gebärmutterkrebs notwendig, die Eierstöcke zu entfernen oder mit Hilfe einer Bestrahlung deren Aktivität zu beenden. Es können auch LHRH-Analoga, die die Hormonproduktion aussetzen, oder Antiöstrogene verordnet werden, welche die Wirkung des Hormons an der Tumorzelle blockieren. Die Auswirkungen machen sich unter anderem in den typischen Symptomen der Wechseljahre bemerkbar: Hitzewallungen, geringe Dehnbarkeit der Scheide sowie mangelndes Feuchtwerden bei sexueller Erregung. Die Menstruation tritt unregelmäßig auf oder setzt ganz aus. Trotz dieser Begleitumstände kann eine davon betroffene Frau sexuelle Begierde und Lust empfinden, da diese durch Androgene, männliche Sexualhormone, gesteuert werden.

In manchen Fällen wird eine Behandlung mit Androgenen durchgeführt. Dieses Therapieverfahren kann die Lust auf

Sexualität – manchmal sogar quälend – verstärken, bewirkt jedoch gleichzeitig eine Reihe störender Begleiterscheinungen wie Akne, Einsetzen von Bartwuchs, Entwicklun einer tieferen Stimme oder Vergrößerung der Klitoris. Dieser Prozess wird als Vermännlichung (Virilisierung) bezeichnet, hat aber keine entsprechenden Auswirkungen auf die Persönlichkeit der Frau.

Bei **Männern**

wird die Hormontherapie beim Prostatakarzinom eingesetzt und umfasst die chirurgische Entfernung der hormonproduzierenden Hoden (Orchiektomie) sowie den Einsatz von Antiandrogenen, LHRH-Analoga und selten Östrogenen. Ziel dieser Behandlungsverfahren ist es, die körpereigene Produktion des Geschlechtshormons Testosteron zu minimieren oder dessen Wirkung zu blockieren. Durch die Hormontherapie werden in der Mehrzahl der Fälle die sexuelle Lust, die Erektionsfähigkeit und die Fertilität stark herabgesetzt oder vollkommen blockiert. Daneben können Begleiterscheinungen, wie Hitzewallungen und Schweißausbrüche, auftreten. Außer bei der chirurgischen Kastration sind diese Nebenwirkungen vorübergehend und bilden sich nach Beendigung der medikamentösen Therapie zurück.

Sonstige Medikamente

Krebserkrankungen machen in vielen Fällen eine vorübergehende oder auch dauerhafte Behandlung mit unterschiedlichsten Medikamenten erforderlich. Eine ganze Reihe von frei verkäuflichen oder ärztlich verordneten Arzneimitteln üben jedoch als unerwünschte Nebenwirkung einen störenden Einfluss auf die Sexualität aus. Beispielsweise können blutdrucksenkende Mittel oder Medikamente zum Schutz des Magens vor zuviel Säure manchmal Erektionsstörungen auslösen. Gerade hier ist eine individuelle Beratung durch den behandelnden Arzt unumgänglich. In manchen Fällen wird er ein anderes Medikament verschreiben, aber nicht immer ist die Nebenwirkung zu vermeiden.

In den Informationsunterlagen der Pharmahersteller wird die Häufigkeit des Auftretens von Nebenwirkungen in „häufig" (über 10 Prozent), „gelegentlich" (1 bis 10 Prozent), „selten" (unter 1 Prozent) sowie „in Einzelfällen" unterschieden. Die folgende Tabelle gibt eine Übersicht über einige Medikamente, bei denen störende Auswirkungen auf die Sexualität beobachtet wurden:

- ✗ Anticholinergika
- ✗ Antiepileptika
- ✗ Antihormone
- ✗ Appetitzügler
- ✗ Blutdrucksenkende Medikamente
- ✗ Blutfettsenkende Medikamente
- ✗ Diuretika
- ✗ Entzündungshemmende Medikamente
- ✗ Betablocker
- ✗ Magenschützende Medikamente
- ✗ Migränebehandlungsmittel
- ✗ Opiate
- ✗ Psychopharmaka
- ✗ Zytostatika

Bei der zuletzt genannten Gruppe, den Zytostatika, kommt im Rahmen einer Chemotherapie eine Vielzahl unterschiedlichster Wirksubstanzen zum Einsatz. Bei manchen ist eine Beeinträchtigung der Sexualität, beispielsweise der Funktion der Eierstöcke oder der Reifung von Spermien, nachgewiesen, bei anderen hingegen sind solche Nebenwirkungen unwahrscheinlich oder bisher unbekannt. Manchmal ist es auch von der Dosierung des Medikaments abhängig, ob Nebenwirkungen auftreten oder nicht. Es ist daher empfehlenswert, Fragen dazu noch vor dem Beginn einer Chemotherapie, spätestens aber, wenn diese Nebenwirkungen auftreten, mit dem behandelnden Onkologen zu besprechen.

LEBEN MIT EINEM STOMA

Krebserkrankungen des Dünn- oder Dickdarms machen in vielen Fällen die Anlage eines künstlichen Darmausganges notwendig. Bei einer Ausleitung des Dünndarms wird von einer Ileostomie, bei der Ausleitung des Dickdarms von einer Kolostomie oder einer Transversostomie gesprochen. Ein künstlicher Darmausgang wird in der Medizin auch als Anus praeter bezeichnet. Um die durch die Anlage eines Stomas ausgelösten sexuellen Probleme und Schwierigkeiten besser verstehen zu können, zunächst eine kurze Beschreibung des jeweiligen operativen Vorgehens und dessen Folgen.

Ileostomie

Eine Ileostomie wird beispielweise notwendig, wenn der Dünndarminhalt weiter unten gelegene Abschnitte des Darms nicht passieren kann oder ein Darmbereich nach der Anlage einer operativen Naht ausheilen soll und daher der Schonung bedarf. Dazu wird eine Dünndarmschlinge an eine operativ hergestellte Öffnung in der Bauchdecke herangezogen und dort vernäht. Der dünnflüssige Darminhalt wird an dieser Stelle durch einen aufgeklebten Kunststoffbeutel aufgenommen.

Kolostomie

Die häufigste Indikation für die Anlage eines Kolostomas ist ein Krebsbefall des Enddarms. Dazu wird der Dickdarm an eine operativ hergestellte Öffnung in der Bauchwand angeschlossen, durch die der Darminhalt nach außen tritt und dort von einem Beutel (Kolostomiebeutel) aufgefangen wird. Die endgültige Anlage eines Kolostomas wird nötig, wenn es aus Sicherheitsgründen erforderlich ist, den Schließmuskel zu entfernen und den natürlichen Darmausgang operativ zu verschließen. Die Patienten sind dadurch auf den dauerhaften Gebrauch von Beutelsystemen angewiesen, soweit sie nicht die Irrigationstechnik anwenden können.

Doppelläufige Transversostomie

Die Transversostomie wird bei operativ nicht anders behandelbaren Krebserkrankungen des Dickdarms oder als Schutz eines anderen operierten Darmabschnittes (protektives Stoma) durchgeführt, damit Operationswunden ausheilen können. Dazu wird eine Darmschlinge des querverlaufenden Dickdarmabschnittes an eine operativ hergestellte Öffnung in der Bauchhaut herangezogen und dort an ihrer Vorderseite eröffnet. Dadurch entstehen zwei Öffnungen – ein zuführender und ein abführender Schenkel. Durch den zuführenden Schenkel entleert sich der Darminhalt, der abführende Schenkel ruht weitgehend in seiner Funktion.

Bei einem protektiven Stoma wird der künstliche Darmausgang nach einer gewissen Zeit zurückverlagert und die Öffnung in der Bauchhaut wieder verschlossen. Dabei wird die weitere natürliche Darmpassage wiederhergestellt oder tritt in Funktion. Der Patient erhält damit seine Kontinenzfähigkeit zurück.

Die Anlage von intestinalen Stomata gehört vermutlich zu den ältesten chirurgischen Verfahren am Darmtrakt und geht bis in die Antike zurück. Während das operative Vorgehen bei der Anlage eines vorübergehenden oder endständigen Stomas für viele Chirurgen zum alltäglichen Handwerk zählt, bedeutet dies für die Betroffenen einen tiefgreifenden Einschnitt in ihr bisher geführtes Leben. Gerade in unserer westlichen Kultur hat die Reinlichkeitserziehung einen hohen Stellenwert; der Verlust der Kontrolle über die eigenen Ausscheidungen ist daher für viele Menschen mit Schamgefühlen, Schmutz- und Geruchsängsten sowie der Furcht vor sozialer Ausgrenzung verbunden. Viele fühlen sich nicht mehr salonfähig und ziehen sich sozial zurück.

Auf der anderen Seite sind gerade Ehepartner und Familie die wichtigsten Garanten dafür, dass der Stomaträger den Anpassungs- und Bewältigungsprozess befriedigend lösen wird, denn sie haben eine nicht zu unterschätzende Stütz- und Haltefunktion. Die Familie wird von vielen Patienten wie ein schützender Kokon erlebt, in dem sie gemeinsam mit ihren Angehörigen den Radius ihrer sozialen Beziehungen langsam nach außen erweitern kann.

Eine 54-jährige Patientin berichtet:

„Als ich von den behandelnden Ärzten erfuhr, dass wegen meiner Darmkrebserkrankung ein künstlicher Darmausgang angelegt werden müsse, brach für mich eine

Welt zusammen. Ständig so einen Beutel zu tragen – das erschien mir unvorstellbar. Was würde denn mein Mann sagen, wenn er mich so sieht? Er reagierte viel gelassener, als ich befürchtete: ‚Das wichtigste ist erst einmal, dass du wieder gesund wirst, und mit dem anderen werden wir auch fertig', sagte er immer wieder zu mir. Die ersten Male, als ich in der Klinik die Stomaversorgung alleine durchführen musste, kämpfte ich mit Gefühlen von Ekel und Abscheu. Das sollte ich jetzt in Zukunft jeden Tag machen? Wie sollte ich mich daran gewöhnen – wie mein Mann?

Nach der Entlassung vermied ich es, mich in seiner Anwesenheit umzuziehen oder mit ihm gemeinsam ins Bad zu gehen, was vorher ganz selbstverständlich war. Ich wollte auch nicht darüber sprechen, aber er hat sich durch mein Verhalten nicht irritieren lassen. Er begegnete mir weiterhin mit großer Zärtlichkeit. Ich glaube, dass mein Mann ganz wesentlichen Anteil daran hat, dass ich heute – zwei Jahre nach der Operation – wieder relativ unbefangen auf ihn zugehen kann. Es ist immer noch nicht so, dass ich meinen durch die Operation veränderten Körper wirklich akzeptiere. Ich wünsche mir oft, ich würde wieder aussehen wie vorher. Aber man lernt irgendwie, damit schrittweise besser zurechtzukommen. Mein Mann brachte mich sogar auf die Idee, ob ich mich nicht mit einem Bustier besser fühlen würde; er finde Reizwäsche außerordentlich erotisch, und für mich sei es vielleicht auch angenehm, weil dadurch der Beutel nicht mehr sichtbar sei. Er hatte recht. Es ist zwar ‚nur' ein Trick, aber er hilft mir dabei, mich trotz des Stomas begehrenswert zu fühlen.“

Sich vollwertig, liebenswert, angenommen zu fühlen, hängt sehr von unserem Körperbild und dessen Intaktheit ab, aber auch davon, wie sich andere Menschen unserem Körper gegenüber verhalten. Nicht nur der Betroffene selbst, sondern auch seine nahen Bezugspersonen müssen deshalb einen ganz neuen Anpassungsprozess leisten und ihre Identität in der veränderten Situation wiederfinden. Trauer um Verlorenes, nämlich um die Selbstverständlichkeit von Normalität, gehört in diese Phase der Verarbeitung. Nur dann sind Angehörige dazu in der Lage, den Patienten in ausreichendem Maß zu unterstützen.

Paarbeziehungen können zusätzlich durch sexuelle Probleme belastet werden, die durch die somatische Behandlung etwa der Operationsfolgen oder durch seelische Faktoren verursacht werden. Eine Untersuchung von Sprangers (1993) gibt dafür folgende Häufigkeiten an:

Sexuelle Funktionseinschränkungen von Stomaträgerinnen:

51 Prozent

Schmerzen beim sexuellen Verkehr

38 Prozent

Vermindertes sexuelles Verlangen

31 Prozent

Orgasmusstörungen

Sexuelle Funktionseinschränkungen von Stomaträgern

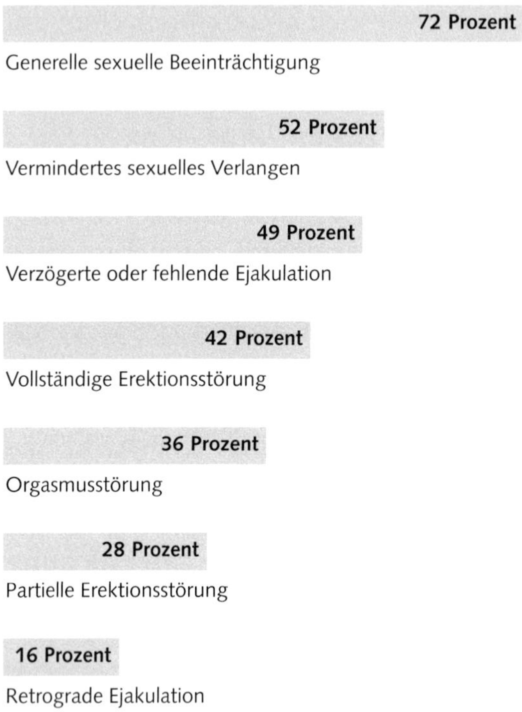

Die Zahlen werden auch durch die Ergebnisse einer Untersuchung von Künsebeck (1990) zur Lebensqualität von Kolostoma-, Urostoma- und Ileostomaträgern bestätigt: 62 Prozent von 213 befragten Männer sowie 28,9 Prozent von 208 Stomaträgerinnen berichten über einen Verlust ihrer Sexualfunktionen. Das Sexualleben wurde im Vergleich zum präoperativen Erleben in 69,5 Prozent als nicht zufriedenstellend empfunden.

Nach radikaler Rektumamputation mit Entfernung des umliegenden lymphatischen Gewebes und Kolostomaanlage kommt es zu Problemen, die unter dem Sammelbegriff „Postproktektomiesyndrom" zusammengefasst werden. Der operativ entstandene Hohlraum wird mit der Zeit durch die Verlagerung anderer Organe, besonders des Dünndarms, der Blase sowie durch Bindegewebe ausgefüllt.

Bei **Frauen**

kann es postoperativ zu einer Verlagerung der inneren Genitalorgane in diese Wundhöhle kommen, die lang andauernde Beschwerden auslöst. Der Koitus wird dann wegen der fehlenden „Kissenfunktion" des Rektums als unangenehm schmerzhaft erlebt. Ein Stellungswechsel, bei dem die Frau während des Verkehrs auf ihrem Partner sitzt, kann diese Beschwerden vermindern, da sie dadurch den Winkel, die Eindringtiefe und die Heftigkeit der Bewegungen besser kontrollieren kann. Einige Frauen berichten über Erregungs- und Orgasmusstörungen nach dem Eingriff. Vaginalfisteln und -hernien können die Situation weiter erschweren.

Bei **Männern**

sind Erektions- und Ejakulationsstörungen durch Schädigungen der Nervenbahnen des autonomen Nervensystems bis zu einem gewissen Grad unvermeidlich. Für die Rektumextirpation wird die Häufigkeit operationsbedingter sexueller Dysfunktionen mit etwa 40 bis 60 Prozent angegeben. Das sexuelle Verlangen (Appetenz) wird durch das operative Vorgehen nicht direkt beeinflusst, Appetenzstörungen sind daher meist psychogen verursacht.

Bei Männern und Frauen können zusätzlich Schmerzen durch die Durchtrennung der Nervenbahnen ausgelöst werden, die den Mastdarm und die Analregion versorgen. Einige Patienten berichten über das irritierende Gefühl, der natürliche Darmausgang sei noch vorhanden, andere leiden unter Schmerzen wie bei einem Schließmuskelkrampf, krampfartigem Stuhldrang sowie Parästhesien oder neuralgiformen Schmerzempfindungen, die unter anderem durch sexuelle Handlungen ausgelöst oder intensiviert werden können. Beim Geschlechtsverkehr ist den Betroffenen eine Position zu empfehlen, bei der sie nicht unten liegen, da sonst durch die Bauchpresse ein Austritt von Darmgasen provoziert werden kann.

Gelingt eine schrittweise Auseinandersetzung mit dem Stoma, können Hilfsmittel dazu beitragen, sexuelle Beziehungen wieder aufzunehmen. So verbergen viele Betroffene ihre Stomaversorgung durch eine Leibbinde oder ein Korsett, das die eigene erotische Ausstrahlung sogar noch unterstreicht. Andere Patienten überziehen ihren Stomabeutel mit einer Hülle aus bedrucktem oder gemustertem Stoff, um einen ästhetischen Anblick zu erzielen. Für Träger eines Kolostomas kommen auch Stomakappen oder Minibeutel als kurzzeitige Versorgung in Frage. Da ein Anus praeter nicht den ganzen Tag über aktiv ist und Stuhl ausscheidet, kann man seine sexuellen Aktivitäten auch zu Tageszeiten einplanen, in denen das Stoma erfahrungsgemäß nicht aktiv ist – das gibt zusätzliche Sicherheit.

Bei einem dazu geeigneten Stoma (endständige Sigmakolostomie) kann die Irrigationstechnik eingesetzt werden. Sie stellt für den Zeitraum von 24 bis 48 Stunden eine Kontinenz her und macht den Patienten dadurch von Stomaversorgungssystemen unabhängig. Dazu wird über das Stoma eine Darmspülung (Irrigation) gemacht, die zu einer weitgehenden Darmentleerung führt (Abb.6). Ein Vorteil dieses Verfahrens besteht auch darin, dass es zu einem deutlich geringeren Windabgang kommt. Nach dem Abschluss der Irrigation kann sich der Patient durch eine kleine unauffällige Versorgung (Stomakappe oder Minibeutel) wesentlich freier bewegen und fühlt sich auch in sexuellen Kontakten nicht in dem Maß eingeschränkt wie bei der normalen Versorgung (Abb. 7 u. 8). Die Irrigation sollte frühestens vier Wochen nach der Operation begonnen und von einer ausgebildeten Fachkraft (Stomatherapeut/in) ausführlich erklärt und gezeigt werden.

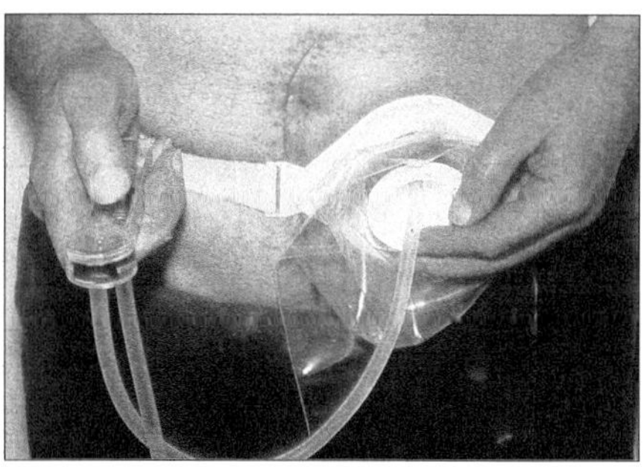

Abb.6
Irrigationstechnik

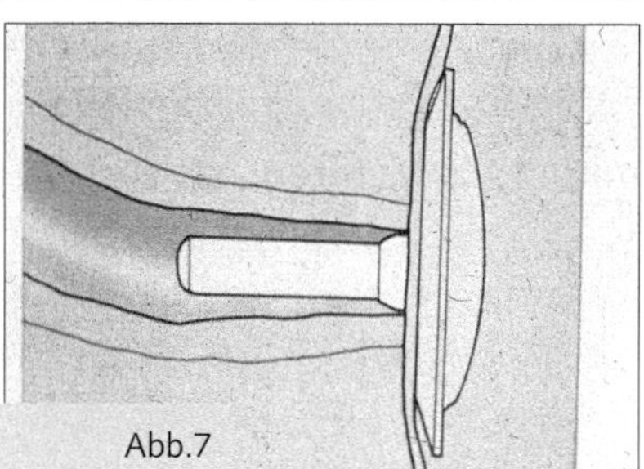

Abb.7
Stomakappe
nach Einführung

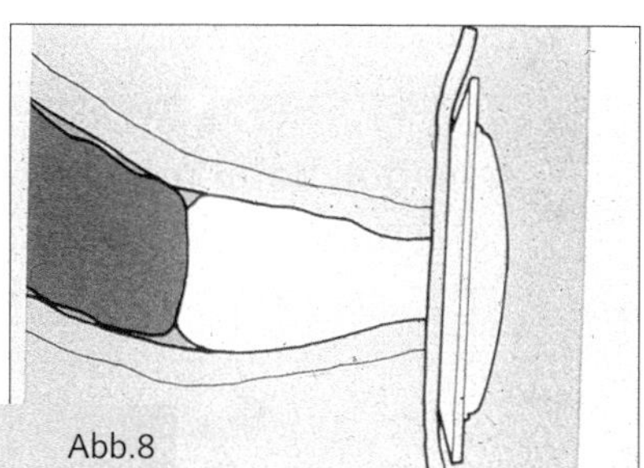

Abb.8
Stomakappe
abgedichtet

Die Mehrzahl derjenigen krebskranken Frauen, die einen künstlichen Darmausgang angelegt bekommen, gehört zu einer Altersgruppe, in der keine Schwangerschaft mehr zu erwarten ist. Es gibt jedoch auch immer wieder Frauen im gebärfähigen Alter, die davon betroffen sind – zumal die Erfolge der Medizin auch dazu beitragen, dass zunehmend älteren Frauen die Möglichkeit einer Schwangerschaft offen steht. Normalerweise kann eine Frau mit einem Stoma nach der Überwindung ihrer Krebskrankheit schwanger werden und das Kind ohne besondere Probleme austragen. In seltenen Fällen kann es zu einem Prolaps (Vorfall) des Stomas oder zu einem Narbenbruch oder Darmverschluss (Ileus) kommen. Diese Komplikationen sind aber medizinisch beherrschbar. Falls ein Kinderwunsch besteht, sollte jedoch unbedingt zuvor eine umfassende Beratung durch den behandelnden Onkologen und einen Gynäkologen erfolgen.

Es sind nicht nur das durch die Operation veränderte Körperbild und die mit dem Stoma verbundenen Schamgefühle, viele Betroffene leiden auch unter den manchmal mit der Ausleitung des Stuhls verbundenen Geräuschen und Gerüchen. Ein Patient:

» Selbst wenn man der Werbung der Firmen glauben will – manchmal riecht es eben doch. Und wenn auch nur deshalb, weil ich mir bei der Stomaversorgung nicht genug Zeit gelassen habe und die Platte nicht richtig sitzt. Und dieser Geruch ist so peinigend – gerade auch dann, wenn man einer Frau näherkommen möchte. An die Geräusche habe ich mich gewöhnt. Auch wenn ich durch eine entsprechende Ernährung viel dazu beitragen kann, dass es da unten ruhig bleibt, blubbert es manchmal doch. Aber daran kann ich mich noch am ehesten gewöhnen.

Die Entwicklung von Verdauungsgasen ist eine ganz normale Erscheinung, die durch Luftschlucken oder durch die natürliche Verbindung von unverdauten Speisen mit harmlosen Bakterien – vor allem im Dickdarm – entsteht. Viele Nahrungsmittel, die Kohlehydrate enthalten, können Blähungen verursachen, Fette und Eiweiße verursachen in geringerem Maß Gasbildungen. Folgende Lebensmittel sind dafür bekannt, dass sie die Gasbildung besonders fördern:

- ✗ Bohnen,
- ✗ Gemüsesorten wie Brokkoli, Kohl, Rosenkohl, Zwiebeln, Artischocken und Spargel,
- ✗ Früchte wie Birnen, Äpfel und Pfirsiche,
- ✗ Vollkorngetreide wie Vollkornweizen und Kleie,
- ✗ Soft- und Fruchtgetränke,
- ✗ Milch und Milchprodukte wie Käse, Eis und Nahrungsmittel, die mit Milchzucker zubereitet worden sind wie Brot, Getreideflocken und Salatsaucen,
- ✗ Nahrungsmittel, die Sorbose enthalten wie Diät-Nahrungsmittel, zuckerfreie Süßigkeiten und Kaugummi.

Die besten Möglichkeiten zur Verminderung der Gasbildung bestehen in einer Umstellung der Ernährung, der Einnahme von bestimmten Medikamenten, zum Beispiel Lefax oder Aktivkohle. Verdauungsenzyme mit Laktaseergänzung helfen bei der Verdauung von milchzuckerhaltigen Nahrungsmitteln und ermöglichen dadurch, Speisen zu sich zu nehmen, die normalerweise Darmgase produzieren. Die Einnahme von Mahlzeiten sollte langsam erfolgen. Wer unter Luftschlucken leidet, sollte das Kaugummikauen und Bonbonlutschen reduzieren.

HILFEN GEGEN INKONTINENZ

Für eine Inkontinenz können unterschiedlichste Ursachen verantwortlich sein, beispielsweise eine Schwächung des Schließmuskelsystems oder die Verletzung von Nervenbahnen im Bereich von Blase oder Darm durch einen operativen Eingriff. Es bedarf im Einzelfall einer gründlichen medizinischen Diagnostik, um die Ursachen und passenden Hilfsmöglichkeiten zu ermitteln. Harn- oder Stuhlinkontinenz ist ein Problem, das von vielen Menschen als außerordentlich peinlich empfunden wird. Die Sorge, dass jemand etwas merken könnte, führt dazu, dass sich viele davon Betroffene aus der Gesellschaft mit anderen Menschen zurückziehen. Man spricht nicht darüber und erfährt deshalb auch nicht, welche Möglichkeiten es gibt, sich selbst zu helfen. Natürlich führt eine mangelnde Kontrolle über den Abgang von Urin oder Stuhl häufig auch im Sexuellen zu erheblichen Beeinträchtigungen.

Bei Harninkontinenz hilft eine reduzierte Flüssigkeitszufuhr einige Stunden vor dem Geschlechtsverkehr sowie die Entleerung der Blase kurz zuvor, das Problem zu minimieren. Wichtig ist aber auch, den Partner davon zu überzeugen, dass ein eventueller Urinaustritt harmlos ist. Ist ein Partner auf das Tragen eines Dauerkatheters angewiesen, muss auch das nicht unbedingt den sexuellen Verkehr unmöglich machen. Je nach Art des Katheters kann der Mann vor dem Koitus den Schlauch an seinem Glied entlang zurückführen und ein Kondom überziehen. Eine Frau kann den Katheter nach einer Seite hin mit einem hautfreundlichen Pflaster befestigen.

Bei bestimmten Patienten wird auch ein gezieltes Training der Beckenbodenmuskulatur dazu beitragen, das Problem zu beseitigen. Der Gynäkologe Dr. Arnold Kegel hat ein Übungsprogramm aufgestellt, mit dessen Hilfe Patienten lernen können, ihre Beckenbodenmuskulatur bewusst zusammenzuziehen und wieder locker zu lassen. Die dazu erforderlichen „Kegelübungen" werden von ausgebildeten Krankengymnasten gelehrt und müssen regelmäßig zu Hause durchgeführt werden. Ob im konkreten Einzelfall ein solches Training erfolgversprechend erscheint, muss gemeinsam mit dem behandelnden Gynäkologen oder Urologen erörtert werden. Beim Auftreten einer Inkontinenz als Operationsfolge (z.B. nach radikaler Prostatektomie) ist die Aufnahme in eine dafür spezialisierte Rehabilitationsklinik sinnvoll – dort werden auf die jeweilige Symptomatik angepasste Behandlungsverfahren angeboten.

Informationen und Unterstützung für Menschen mit Harn- oder Stuhlinkontinenz bietet auch die Gesellschaft für Inkontinenzhilfe (GIH), die auf Anfrage Informationsmaterial mit Listen von Selbsthilfegruppen und Beratungsstellen zusendet (Adresse s. Seite 190).

SOMATISCHE BEHANDLUNGSANSÄTZE BEI SEXUELLEN STÖRUNGEN

Behandlung mit Hormonen und Medikamenten

Aphrodisiaka

Als Aphrodisiaka werden Mittel zur Anregung und Intensivierung sexueller Lust und Potenz bezeichnet. Weit verbreitet sind Früchte oder Pflanzenteile wie die Ginsengwurzel oder die Alraunwurzel. Der Gebrauch dieser Stoffe ist unschädlich, die erwünschte Wirkung der meisten Substanzen jedoch nicht wissenschaftlich nachgewiesen. Aus den Vereinigten Staaten stammen Präparate mit dem Wirkstoff Octacosanol, die jetzt auch in Deutschland in den Apotheken erhältlich sind. Es handelt sich dabei um eine Substanz, die aus Weizenkeimöl extrahiert wird und die sexuelle Lust steigern sowie Erektionsstörungen beheben soll. Wissenschaftliche Untersuchungen dazu liegen allerdings dazu bisher nicht vor.

Im Gegensatz zu der immer wieder zu hörenden Auffassung handelt es sich bei dem Medikament Viagra® nicht um ein Aphrodisiakum, das heißt, es wirkt nicht luststeigernd. Der darin enthaltene Wirkstoff Sildenafil stellt bei

Männern mit bestimmten Erektionsstörungen lediglich die natürliche Reaktionsfähigkeit auf sexuelle Stimulation wieder her. Ohne sexuelle Erregung wird der Penis auch bei Einnahme von Viagra® nicht steif.

Yohimbin

Zur Behandlung von Erektionsstörungen empfehlen einige Ärzte Yohimbin, das aus Rindenextrakten des in Afrika beheimateten Yohimbe-Baumes gewonnen wird. Yohimbin wird in Deutschland unter den Handelsnamen Yocon-Glenwood® und Yohimbin Spiegel® vertrieben.

Yohimbin scheint insbesondere zur Behandlung psychisch bedingter Erektionsstörungen geeignet, zum Beispiel beim Vorliegen von Versagensängsten. Bei organisch bedingten Erektionsstörungen scheint Yohimbin nicht wirksam zu sein.

Als unerwünschte Nebenwirkungen sind eine leichte Erhöhung von Herzfrequenz und arteriellem Blutdruck, nervöse Störungen, Kopfschmerzen, Tremor sowie Reizbarkeit bis hin zu Erregungszuständen sowie verminderter Harndrang beschrieben worden. Yohimbin sollte nicht bei bekanntem Bluthochdruck sowie bei psychischen Erkrankungen wie Angstsyndromen, bipolare Depressionen und/oder derzeitige Behandlung mit Antidepressiva eingenommen werden.

Sexualhormone

In den seltensten Fällen ist eine sexuelle Störung im Zusammenhang mit einer Krebserkrankung und deren Behandlung durch Hormongaben positiv zu beeinflussen. Das für die Entstehung sexuellen Verlangens bedeutsame Hormon Testosteron darf sogar bei bestimmten Krebserkrankungen, wie dem fortgeschrittenen Prostatakarzinom, auf keinen Fall verabreicht werden, weil damit der Tumor und eventuelle Metastasen im weiteren Wachstum gefördert werden.

Eine lokale Gabe von Sexualhormonen in Form von östrogenhaltigen Salben kommt bei atrophischen Veränderungen der Scheide in Frage. Wegen der Hormonabhängigkeit mancher Tumore muss dies jedoch in Absprache mit dem behandelnden Arzt erfolgen.

Psychopharmaka

Es gibt eine Vielzahl unterschiedlichster Medikamente, die Einfluss auf das seelische Erleben nehmen. Zur Behandlung sexueller Funktionsstörungen im Rahmen von Krebserkrankungen kommen sie jedoch nicht zum Einsatz. Viele der ärztlich verordneten Psychopharmaka, wie Tranquilizer oder Barbiturate, setzen als Nebenwirkung das sexuelle Verlangen eher noch herab. Bei durch die Krankheit ausgelösten depressiven Verstimmungen können sie jedoch vorübergehend verordnet werden und zu einer Stimmungsaufhellung und damit zu einer Steigerung des sexuellen Verlangens beitragen.

Hilfen zur Durchfeuchtung von Vulva und Vagina

Wenn Vulva und Vagina bei sexueller Stimulation nicht mehr ausreichend feucht werden, können seelische und/oder körperliche Ursachen dafür verantwortlich sein.

Im Rahmen der Krebsbehandlung tritt dieses Phänomen beispielsweise als Folge einer Strahlentherapie des kleinen Beckens oder als Folge eines Hormonentzugs auf und verursacht Schmerzen beim sexuellen Verkehr (Dyspareunie). Als symptomatische Behandlung ist die Anwendung eines wasserlöslichen Gleitgels zu empfehlen, das vom behandelnden Arzt verordnet werden kann. Das Gel wird auf die Penisspitze sowie um Scheide und Scheideneingang aufgetragen.

Bei klimakterisch bedingten Beschwerden ist eine hormonelle Substitutionstherapie oder alternativ die lokale Applikation von Östrogenpräparaten sinnvoll. Es besteht auch die Möglichkeit der Einlage eines Vaginalrings (Estring®) in das hintere Scheidengewölbe, der dort für 3 Monate belassen wird. Während dieser Zeit gibt der Ring konstant das Hormon ab; nach 3 Monaten wird der Ring entfernt und durch einen neuen Ring ersetzt. Die Hormonsubstitution ist allerdings bei einigen Tumoren wegen deren Hormonabhängigkeit kontraindiziert.

Medikamentöse Therapie der Erektionsstörung

MUSE®

MUSE® (Abkürzung für Medicated Urethral System for Erection) wurde von der amerikanischen Forma Vivus entwickelt und nutzt als Wirkstoff das Hormon Prostaglandin E 1. Es befindet sich in der Spitze eines kleinen, sterilen Einmal-Applikators (Abb. 9), über den es der Patient nach dem Urinieren in die Harnröhre einführt (Abb. 10). Durch das Herunterdrücken eines Knopfes wird der

Wirkstoff in die Harnröhre freigesetzt (Abb. 11). Nach dem Hin- und Herbewegen des Applikators (Abb. 12) wird durch Massieren des Penis (für mindestens 10 Sekunden) das Prostaglandin E 1 aufgelöst und über die Schleimhautauskleidung in den Blutkreislauf aufgenommen (Abb. 13). Nach etwa 10 bis 15 Minuten kommt es dann zu einer Erektion. Seine Wirksamkeit liegt jedoch unter der der SKAT-Technik; bei häuslicher Anwendung waren nur etwa 50 bis 70 Prozent aller MUSE®-Anwendungen erfolgreich.
Wie bei allen anderen Verfahren ist auch bei MUSE® mit einer Reihe von potentiellen Nebenwirkungen zu rechnen:

- ✗ Schmerzen in Penis und Urethra (Brennen u. Stechen in der Harnröhre),
- ✗ Blutungen aus der Harnröhre (selten),
- ✗ Vernarbungen des Schwellkörpergewebes (selten),
- ✗ Schmerzhafte Dauererektion (Priapismus) (selten),
- ✗ Harnwegsinfekte (selten),
- ✗ Blutdruckabfall.

Viagra®

Viagra® mit dem darin enthaltenen Wirkstoff Sildenafil wurde am 27.3.1998 von der U.S. Food and Drug Administration als verschreibungspflichtiges Medikament für Männer mit Erektionsstörungen zugelassen. Der deutsche Bundesausschuss der Ärzte und Krankenkassen hat am 3.8.98 die Kassen-Zulassung des Medikamentes mit Blick auf das „Wirtschaftlichkeitsgebot“ abgelehnt. Dies gilt auch dann, wenn organische Ursachen (zum Beispiel Diabetes mellitus) für die Erektionsstörung verantwortlich sind. Das Medikament kann zwar verordnet werden, ist aber in Deutschland derzeit nur auf Privatrezept erhältlich.

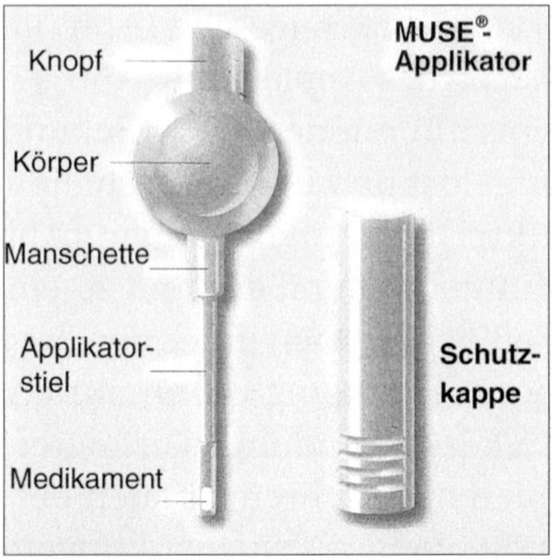

Abb.9
Aufbau des
MUSE®-Applikators

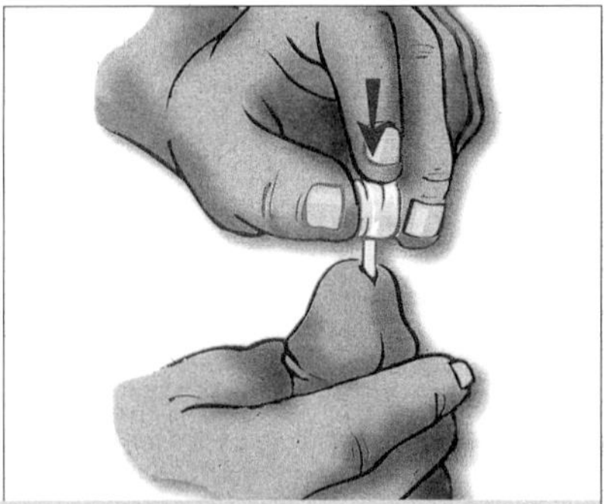

Abb.10 Einführen des Applikators in die Harnröhre

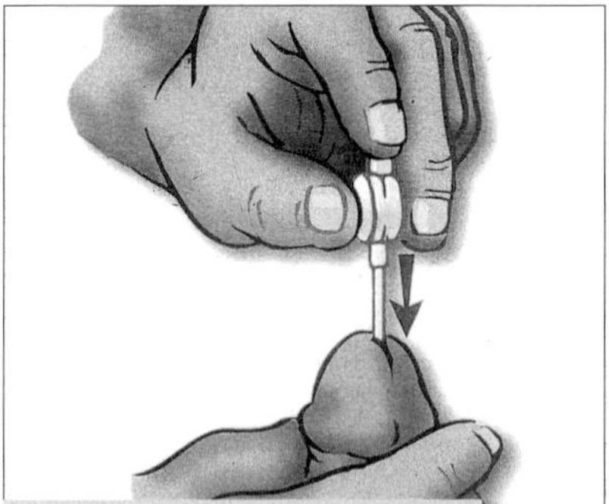

Abb.11 Freisetzen des Wirkstoffs

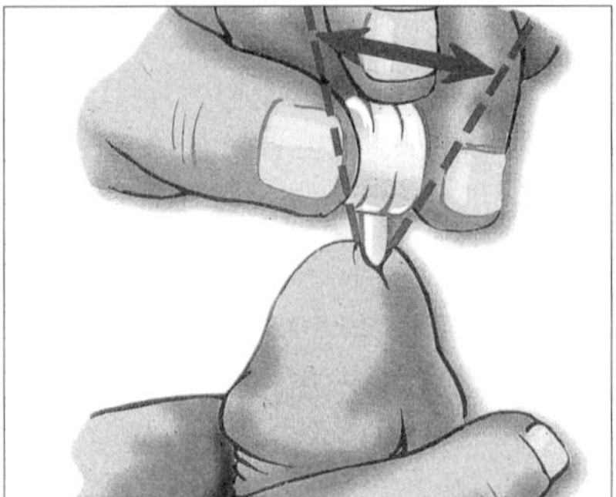

Abb.12 Verteilen des Wirkstoffs durch Bewegen des Applikators

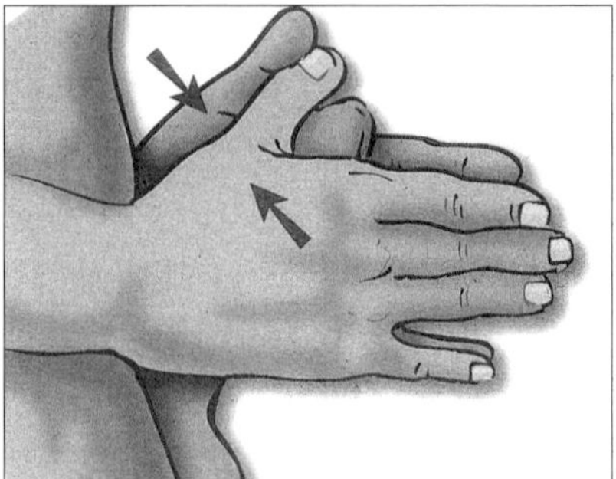

Abb.13 Auflösen des Wirkstoffs durch Penismassage

Viagra® wurde weltweit in über 20 großen klinischen Studien an über 4500 Patienten auf seine Wirksamkeit überprüft. Seit seiner Zulassung hat es eine weite Verbreitung gefunden; in der Bundesrepublik gibt es inzwischen kaum noch einen Urologen, der das Medikament nicht bereits mindestens einmal verordnet hat.

Das Präparat wird in drei unterschiedlichen Dosierungen (25, 50, 100 mg) angeboten; sein Wirkungsgrad ist je nach Indikationsspektrum sehr unterschiedlich: Während bei überwiegend psychisch bedingten Erektionsstörungen eine globale Wirksamkeit von über 80 Prozent nachgewiesen werden konnte, beträgt sie bei Männern mit organisch bedingten Störungen (Diabetiker, Querschnittsgelähmte, Patienten nach Prostata- oder kolorektalen Karzinomoperationen) nur etwa 60 Prozent. Der unterschiedliche Wirkungsgrad beruht darauf, dass eine weitgehend intakte Nervenreizleitung vom Rückenmark zu den Schwellkörpern vorhanden sein muss.

Der Wirkungsmechanismus des Präparates besteht in einem Eingriff in das Geschehen an den Muskelzellen der Schwellkörper. Bei ungestörter Erregung werden Nervenimpulse vom Rückenmark über parasymathische Nervenbahnen an die Muskelzellen weiter geleitet und führen dort zu einer Freisetzung von Neurotransmittern, die durch muskuläre Engstellung der Gefäße den Blutrückfluss verhindern. Die Schwellkörperhohlräume füllen sich mit Blut, es entsteht eine zunehmende Blutfülle des Schwellkörpergewebes und dadurch eine Erektion. Bei nachlassender sexueller Stimulation lässt der Effekt des Medikaments wieder nach und es kommt zu einem Rückgang der Erektion.

Im Gegensatz zur Schwellkörper-Auto-Injektionstherapie bedarf es jedoch einer sexuellen Stimulation und dadurch einer Erregung des Betroffenen, die über das Rückenmark an das Schwellkörpergewebe weitergeleitet wird. Fehlende sexuelle Erregung verhindert deshalb auch die Wirkung von Viagra®.

Und eine weitere Voraussetzung: Es müssen die Nervenbahnen funktionstüchtig sein, die den Erektionsreflex vom Rückenmark an die Schwellkörper weiterleiten. Bei vollständiger Durchtrennung der Nerven wird kein Nervenimpuls mehr an den Penis geleitet, das heißt nach Operationen wie der radikalen Prostatektomie, einer Rektumamputation oder Blasenentfernung wird das Medikament vermutlich nur selten Erfolge zeigen. Die SKAT-Technik ist dagegen nicht auf eine intakte Nervenreizleitung angewiesen. Dagegen scheint Viagra® in den Fällen wirksam zu sein, in denen es nur zu einer teilweisen Verletzung der Nervenbahnen kam und zumindest geringe Nervenimpulse am Schwellkörper ankommen. Wenn ein Patient ab und zu noch sogenannte Tumeszensen (Anschwellungen des Gliedes) hat, dann ist die Chance groß, dass Viagra® wirksam ist.

Als häufigste Nebenwirkungen wurden beobachtet:

- ✗ Kopfschmerzen,
- ✗ Gesichtsröte,
- ✗ Magen-Darm-Probleme (Sodbrennen, Durchfälle),
- ✗ Verstopfte Nase,
- ✗ Sehstörungen (Blauschleier, erhöhte Lichtempfindlichkeit)

Die Wahrscheinlichkeit des Auftretens der Nebenwirkungen steigt mit der Dosisstärke.

Als Kontraindikationen für die Verordnung von Viagra® werden genannt:

- ✗ Herzinfarkt oder Apoplex innerhalb des letzten halben Jahres,
- ✗ gleichzeitige Einnahme von Medikamenten: Herz-Kreislaufmittel wie Kalziumantagonisten, ACE-Hemmer, Nitropräparate (zum Beispiel Nitrospray!) oder Betablocker, da dadurch unter Umständen ein lebensbedrohlicher Blutdruckabfall verursacht werden kann,
- ✗ Schwere Herz- oder Leberinsuffizienz,
- ✗ Augenhintergrunderkrankungen, insbesondere Retinitis pigmentosa.

Viagra® sollte wegen seiner potentiellen Nebenwirkungen deshalb nur nach ausführlicher Beratung durch den behandelnden Arzt eingenommen werden!

Schwellkörper-Auto-Injektions-Therapie (SKAT)

Seit 1982 stehen Medikamente zur Verfügung, die bei direkter Injektion in den Schwellkörper nach etwa 5 bis 15 Minuten zu einer Versteifung des Gliedes führen. Die Wirkung beruht darauf, dass die arteriellen Blutgefäße geöffnet und der Blutrückfluss über die Venen im Schwellkörpergewebe vermindert wird. Das Medikament injiziert der Mann oder seine Partnerin vor dem gewünschten intimen Verkehr mit einer sehr dünnen Nadel. Die Injektion erfolgt abwechselnd rechts oder links in die an der Penisbasis seitlich liegenden Schwellköper (Abb. 14). Zu Beginn der Anwendung dieses Verfahrens erfolgt eine ausführliche Instruktion durch den behandelnden Arzt, der auch die Injektionstechnik am Patienten vorführt. Bis eine für den Einzelfall passende Dosis des Präparats gefunden ist und die Injektionstechnik vom Anwender beherrscht wird, sind meistens vier bis sechs Besuche in der ärztlichen Praxis erforderlich. Bestehen auf Seiten des Mannes Ängste davor, sich selbst zu spritzen, kann das nach einer entsprechenden Unterweisung auch von seiner Partnerin übernommen werden. Die Erfolgsrate dieser Methode liegt bei etwa 75 Prozent, die Dauer der Wirkung einer Injektion ist vor allem von dem verwendeten Medikament, seiner Dosierung und dem individuellen Zustand des Schwellkörpergewebes abhängig. Während in den ersten Jahren nach der Einführung dieser Methode Papaverin oder eine Mischung aus Papaverin und Phentolamin verwendet wurde, erhält gegenwärtig das Prostaglandin E1 den Vorzug. Dieses Medikament wird demnächst in der Bundesrepublik Deutschland auch als injektionsfertige Einmalspritze in den Apotheken erhältlich sein. Zur Prophylaxe von Narbenbildungen empfiehlt es sich, diese Methode nicht häufiger als zweimal wöchentlich anzuwenden.

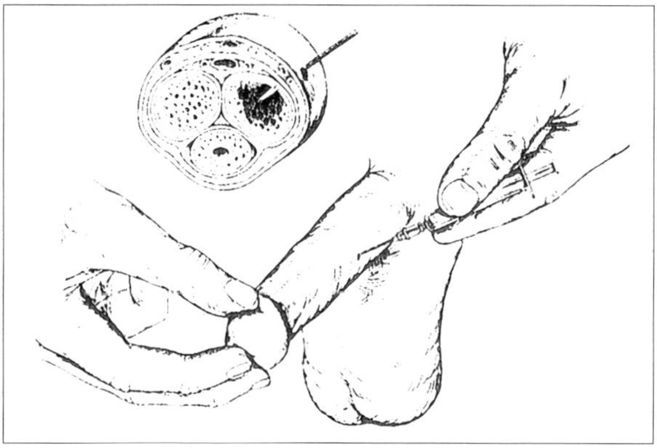

Abb.14
SKAT-Technik

Als unerwünschte mögliche Nebenwirkungen der SKAT-Technik werden beobachtet:

- ✗ schmerzhafte Erektion (10 Prozent), wobei dieses Phänomen häufig nach den ersten ein bis drei Anwendungen nachlässt,
- ✗ lokale Hämatome an der Injektionsstelle, die sich jedoch folgenlos innerhalb von zwei bis drei Tagen zurückbilden,
- ✗ Dauererektion länger als drei Stunden (Priapismus),
- ✗ Veränderung des Schwellkörpers (Fibrose),
- ✗ Schwellkörperinfektion,
- ✗ Kreislaufnebenwirkungen,
- ✗ Abknicken des Gliedes (Penisdeviation).

Zur Prophylaxe einer Fibrose empfiehlt es sich, diese Methode nicht häufiger als zweimal wöchentlich anzuwenden. In etwa vierteljährlichem Abstand sollte außerdem eine Kontrolluntersuchung durch den behandelnden Arzt erfolgen. Beim Auftreten einer Dauererektion muss unbedingt ein Arzt aufgesucht werden, damit es nicht zu dauerhaften Folgeschäden kommt.

Insbesondere wegen der bei einer Reihe von Patienten beobachteten systemischen Nebenwirkungen bestehen medizinische Kontraindikationen für dieses Verfahren:

- ✗ Herzinfarkt innerhalb des letzten Jahres,
- ✗ Koronare Herzerkrankung,
- ✗ Herzrhythmusstörungen,
- ✗ Herzinsuffizienz,
- ✗ Arterielle Verschlusskrankheit,
- ✗ Glaukom,
- ✗ Leberinsuffizienz,
- ✗ Sichelzellanämie,
- ✗ Blutgerinnungsstörungen,
- ✗ Niereninsuffizienz,
- ✗ Prostatahyperplasie mit höherer Restharnbildung,
- ✗ Respiratorische Insuffizienz

Die bei der Anwendung der SKAT-Technik entstehenden Kosten werden allerdings nicht von allen Krankenkassen übernommen. Manchmal kann eine ausführliche ärztliche Stellungnahme oder Empfehlung eine positive Entscheidung der Krankenkasse herbeiführen.

Medikamentöse Therapie der retrograden Ejakulation

Eine retroperitoneale Lymphadenektomie verursacht je nach Radikalität des Vorgehens Schädigungen der sympathischen Nervenbahnen, die für den während der Ejakulation notwendigen Blasenverschluss verantwortlich sind. Die Folge ist eine retrograde Ejakulation: Der Samenerguss erfolgt nicht wie beim Gesunden nach vorne (antegrad), sondern rückwärts in die Blase (retrograd) und bedingt dadurch eine Zeugungsunfähigkeit. Eine retrograde Ejakulation tritt auch als unerwünschte Nebenwirkung einiger Medikamen-te auf.

In einer Reihe von Fällen ist eine medikamentöse Behandlung mit den als Antidepressiva bekannten Wirksubstanzen Imipramin und Clomipramin erfolgversprechend. Dabei ist auf eine vermehrte Restharnbildung als unerwünschte Nebenwirkung zu achten.

Bei Kinderwunsch kann ein Versuch mittels instrumenteller homologer Insemination unternommen werden. Das Sperma wird dazu nach dem Geschlechtsverkehr oder nach Masturbation aus dem Urin gewonnen.

Mechanische Hilfsmittel

Vibratoren

Vibratoren können zur Selbststimulation oder im Zusammensein mit einem Partner angewandt werden. Es gibt sie in Penisform oder als Scheidenattrappe. Vibratoren sind ein geeignetes Hilfsmittel, um nach schwerwiegenden operativen Eingriffen den eigenen Körper schrittweise neu zu erkunden und die Reaktionen verschiedener Körperregionen auf sexuelle Stimulation kennen zu lernen.

Vaginaldilatatoren

Nach der operativen Neuanlage einer Scheide oder nach bestimmten medizinischen Behandlungsverfahren ist es manchmal notwendig, die Scheide zu weiten. Dazu werden Rundstäbe aus Glas, Kunststoff oder Metall (Dilatatoren) verwandt, die es in verschiedenen Größen bis zu der eines erigierten Gliedes gibt und die von der Frau in regelmäßigen Abständen in die Scheide eingeführt werden.

Externe Brustprothesen

Äußerlich getragene Brustprothesen bieten die Möglichkeit, relativ schnell zu dem gewohnten äußeren Bild der eigenen Person zurückzufinden. Die sogenannte „Erstversorgungsprothese“ besteht aus feiner Baumwolle und ist mit synthetischer Watte oder Schaumstoff gefüllt. Sie ist nicht auf die individuelle Körperform abgestimmt, kann aber wegen ihres geringen Gewichtes bereits wenige Tage nach einer Operation über dem Wundverband getragen werden. Durch ihr geringes Gewicht verschiebt sich diese Prothese allerdings erfahrungsgemäß leicht. Um das zu verhindern, empfiehlt es sich, einen Spezial-BH mit eingearbeiteter Innentasche oder einen fest anliegenden Body zu tragen. Während einer Nachbestrahlung sollte jedoch auf das Tragen einer Prothese verzichtet werden, um das Entstehen von Druckstellen auf der empfindlichen Haut zu vermeiden.

Die Erstversorgungsprothese stellt eine Übergangslösung dar und wird nach dem Abschluss der Wundheilung, etwa sechs bis acht Wochen nach der Operation, gegen eine endgültige Prothese ausgetauscht. Bei einer adjuvanten Strahlentherapie sollte ein Zeitraum von etwa einem halben Jahr abgewartet werden, weil die Haut häufig sehr empfindlich reagiert. Die externe Prothese besteht aus einem hautfreundlichen Kunststoffmaterial, meistens Silikon, das von einer dünnen Polyurethanfolie ummantelt ist. Das Material ist hautfreundlich, passt sich schnell der Körpertemperatur an, und wird mit oder ohne Baumwollhülle in einem speziellen Büstenhalter auf der Haut getragen. Sie ist in ihrer Form der weiblichen Brust nachempfunden, daher sind Prothesen ganz unterschiedlicher Form und Größe erhältlich. Bei einer gut angepassten Prothese ist es für einen Außenstehenden nicht erkennbar, dass die Frau eine Prothese verwendet – nicht einmal, wenn sie einen Badeanzug oder einen engen Pulli trägt. Um ein Rutschen zu verhindern, sind auch Prothesen im Handel erhältlich, die mit einem Silikonhaftstreifen auf der Haut befestigt werden (Haftprothesen). Außerdem sind sogenannte

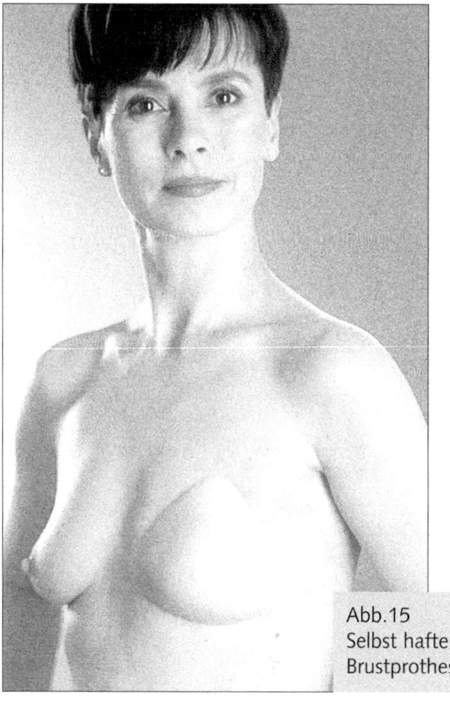

Abb.15
Selbst haftende Brustprothese

Kontaktprothesen verfügbar, die mit einem Haftstreifen mit einem Hydrokolloidbelag versehen sind und sogar ohne BH getragen werden können (Abb. 15).

Im Fachhandel sind Prothesen ganz unterschiedlicher Form und Größe erhältlich. Angeboten werden auch besondere Ausfertigungen für Patientinnen mit einer Teilresektion oder mit Lymphödem. Die Prothese sollte nicht nachts beim Schlafen getragen werden, da dies möglicherweise zu Veränderungen der Form oder des Materials führt. Statt dessen sollte sie in der vom Hersteller mitgelieferten formgerechten Verpackung aufbewahrt werden. Die Kosten für eine externe Prothese werden von den Krankenkassen übernommen; bei Bedarf kann etwa alle 1 bis 2 Jahre eine neue Prothese beantragt werden. Bei deutlichen Gewichtsveränderungen ist auch ein sofortiger Ersatz der Prothese möglich.

Das Tragen einer endgültigen Prothese ist jedoch nicht nur aus psychologischen Gründen sinnvoll. Viele Frauen nehmen nach einer Brustamputation eine Schonhaltung ein, bei der sie die Schulter der operierten Seite hochziehen. Dadurch entstehen häufig Muskelverspannungen, die längerfristig Schmerzen im Bereich des Rückens, der Schulter, des Nackens sowie Kopfschmerzen auslösen. Gerade bei Frauen mit größerem Busen ist es daher empfehlenswert, regelmäßig eine Prothese zu tragen, um die beschriebenen schmerzhaften Haltungsfehler zu vermeiden.

Eine fachgerechte Beratung wird von Orthopädiefachgeschäften, Sanitätshäusern oder Spezialgeschäften für Miederwaren angeboten. Hier sind auch Spezialbüstenhalter und Badeanzüge erhältlich, die zum Beispiel den Besuch eines Schwimmbades erleichtern. Die entstehenden Kosten für die Anpassung und den Kauf von Brustprothesen werden bei Vorlage eines entsprechenden Rezepts des behandelnden Arztes von den Krankenkassen übernommen.

Erektionshilfesysteme

Erektionsstörungen sind häufig die Folge eines unzureichenden Blutzuflusses in den Penis und/oder der Unfähigkeit der Blutadern, das Blut im Penis zurückzuhalten. Das in den USA entwickelte ErecAidSystem (OSBON) ahmt den natürlichen Prozess nach, die Erektion zu erreichen und zu halten. Dazu wird der Penis in einen Plexiglaszylinder eingeführt, über dessen offenes Ende ein oder mehrere Gummiringe gespannt werden (Abb. 16 u.17); mit einer Handpumpe wird anschließend im Zylinder ein Vakuum erzeugt. Dadurch strömt Blut in den Penis, und es wird die notwendige Steifheit für einen Geschlechtsverkehr erreicht. Ist eine ausreichende Erektion vorhanden, werden der Gummiring auf die Peniswurzel abgerollt und der Zylinder entfernt. Der Spannungsring (Abb. 18) verhindert das Abfließen des Blutes. Die Erektion, die von vielen Anwendern als „ausreichend fest“ geschildert wird, kann dadurch bis zu 30 Minuten erhalten bleiben.

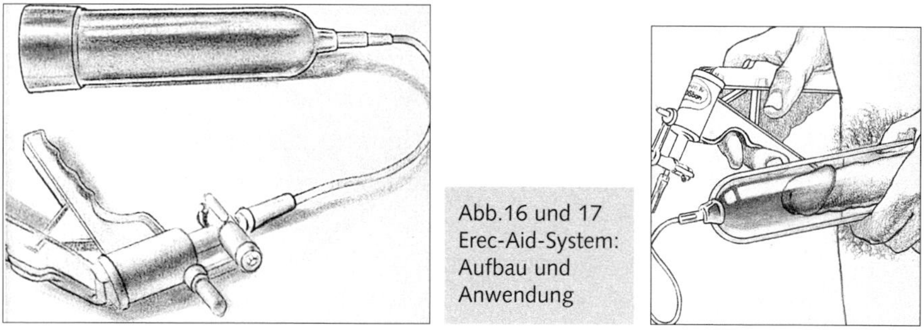

Abb.16 und 17
Erec-Aid-System:
Aufbau und
Anwendung

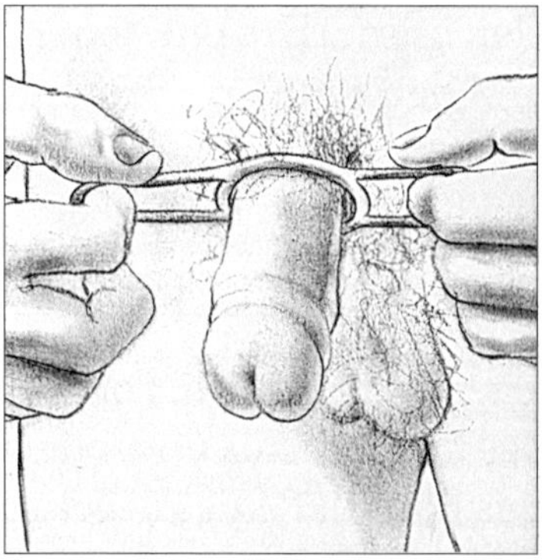

Abb.18
Spannungsring

Um die Wirksamkeit des Pumpensystems im Einzelfall zu erproben, ist es sinnvoll, das Gerät in einer mehrwöchigen Testphase zu Hause auszuprobieren.

Dazu wird dem Patienten eine Übungspumpe mit einer ausführlichen Gebrauchsanleitung und einem Anwendervideo ausgeliehen. Wenn der behandelnde Arzt bescheinigt, dass die Anwendung des ErecAidSystems medizinisch notwendig ist, übernehmen die Krankenkassen erfahrungsgemäß die Kosten. Es wird nur gegen Rezept ausgeliefert.

Ein Nachteil dieser Methode besteht in einer Einschränkung der sexuellen Spontaneität, da die Herstellung einer Erektion einer relativ aufwendigen Prozedur bedarf. Dies wird von manchen als störende Unterbrechung ihres sexuellen Zusammenseins erlebt. Weil die Erzeugung der Gliedsteife nur auf einer mechanischen Unterbrechung des venösen Blutrückflusses beruht, ist die erreichbare Stärke der Erektion häufig nicht so hoch wie bei der Anwendung der SKAT-Technik und lässt während des Geschlechtsverkehrs langsam nach. Durch die angelegten Gummibänder kann es zu einer Beeinträchtigung des Samenergusses kommen, das heißt er wird entweder blockiert oder erfolgt rückwärts in die Blase (retrograde Ejakulation). Bei einigen Anwendern treten bei zu hohem Vakuumdruck punktförmige

Hautblutungen oder Blutergüsse im Bereich des Penis auf. Im Vergleich zur SKAT-Technik entstehen bei dieser Methode bei sachgemäßer Anwendung aber keinerlei ernste Komplikationen.

Chirurgische Behandlungsmaßnahmen

Anlage einer künstlichen Scheide (Neovagina)

Wird die Entfernung der Vagina notwendig, kann durch die Verwendung von Haut, die an einer anderen Stelle des Körpers entnommen wird, eine künstliche Scheide hergestellt werden (Scheidenplastik). Eine weitere Technik besteht darin, einen Abschnitt des Dickdarms zu entfernen und daraus eine neue Scheide aufzubauen. Der Eingriff sollte frühestens 4 bis 6 Wochen nach der Erstoperation durchgeführt werden.

Bei der Hauttransplantation wird Haut mit den ihr anhängenden Muskelfasern, Blut und Nervengefäßen von der Innenseite der Oberschenkel entfernt und daraus eine nach oben geschlossene Röhre gebildet. Sie ist innen mit der Hautoberfläche ausgekleidet und wird in einem zweiten Schritt an der Stelle fixiert, an der die ursprüngliche Scheide saß. Die den verpflanzten Hautbezirk versorgenden Blut und Nervengefäße werden dabei mitverpflanzt, darum ist die künstliche Scheide nach dem Eingriff auch berührungsempfindlich.

Je nach Operationstechnik und dem Umfang der notwendig werdenden Rekonstruktion wird es erforderlich, anschließend für einige Zeit ständig eine Kunststoffröhre in der

Scheide zu tragen, um sie offen und gedehnt zu halten. Nach einigen Monaten kann die Zeit reduziert werden, jedoch sind regelmäßiger sexueller Verkehr oder tägliche Dehnungsübungen empfehlenswert, um die Scheide offen zu halten. Ohne diese Maßnahmen besteht das Risiko, dass es zu Schrumpfungen oder Verklebungen der wiederhergestellten Scheide kommt.

Erfahrungsgemäß können bei einer künstlichen Scheide die umgebenden Muskeln nicht mehr bewusst angespannt werden, was manche Frauen während des Koitus vermissen. Es ist empfehlenswert, verschiedene Stellungen beim Geschlechtsverkehr zu erproben, um diejenigen herauszufinden, die am meisten Lustgefühle auslösen.

Eine künstliche Scheide sondert bei Erregung keine oder nur unzureichende Feuchtigkeit ab, weil die dazu notwendigen schleimproduzierenden Zellen nicht vorhanden sind. Deshalb muss sie vor einem sexuellen Verkehr mit einem Gleitmittel angefeuchtet werden. Eine natürliche Vagina reinigt sich auch selbst, indem die Scheidenflüssigkeit abgestorbene Zellen mit ausschwemmt. Bei der künstlichen Scheide funktioniert dieser Selbstreinigungsmechanismus nicht, sie muss regelmäßig nach Anweisung des Arztes mit einer besonderen Dusche ausgespült werden, um Ablagerungen und damit verbundene störende Geruchsbildungen zu vermeiden. Wenn vor der Transplantation auf den verpflanzten Hautstücken kleine Haare wuchsen, wird dies natürlich auch danach in der künstlichen Scheide so sein.

Wurde die Scheide aus transplantiertem Gewebe des Oberschenkels hergestellt, führt das beim Koitus zunächst oft zu irritierenden Fehlwahrnehmungen – so als ob eigentlich die Innenseiten der Oberschenkel berührt würden. Die mitverpflanzten Nervenbahnen melden die Berührung an das Gehirn weiter, und das ordnet den Reiz der ursprünglichen Stelle zu. Erst schrittweise „lernt" das Gehirn, die Berührung der neuen Scheide zuzuordnen. Befragungen von Frauen mit einer Neovagina zeigen, dass die Mehrzahl von ihnen nach der Operation befriedigende sexuelle Beziehungen hat, nachdem genügend Zeit zur Abheilung verstrichen ist.

Brustrekonstruktion

Das Wiedererreichen einer befriedigenden Sexualität muss nicht daran gebunden sein, dass ein prothetischer Brustaufbau durchgeführt wird. Es gelingt vielen Frauen bei entsprechender Unterstützung durch ihren Partner und ihr soziales Umfeld, die Folgen einer Brustamputation zu verarbeiten und eine für sie befriedigende Sexualität mit ihrem Partner aufrecht zu erhalten.

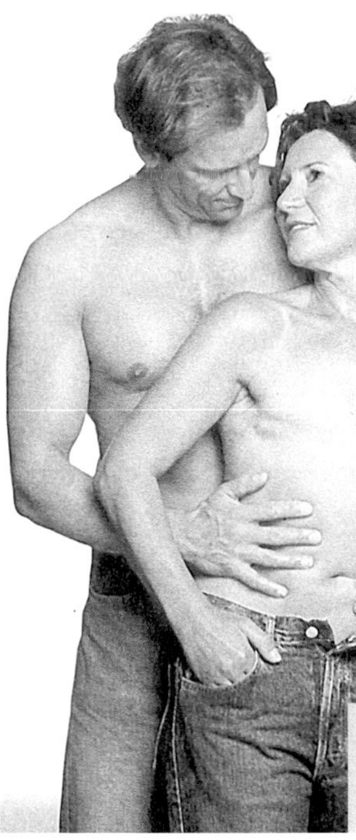

Abb.19
Befriedigende Sexualität trotz Brustamputation

Voraussetzung für eine operative Rekonstruktion der Brust ist unter anderem eine intakte und von dem Krebs nicht befallene Haut sowie ein gutes operatives Ergebnis, bei dem der Tumor vollständig entfernt werden konnte. Das Vorgehen hat keinen negativen Einfluss auf den Krankheitsverlauf, da die Nachsorgeuntersuchungen – die mögliche Rezidive frühzeitig aufspüren sollen – durch die Brustrekonstruktion nicht erschwert werden. Der Eingriff kann grundsätzlich gleichzeitig mit der Entfernung der erkrankten Brust, in derselben Narkose, durchgeführt werden. Wird eine Nachbestrahlung notwendig, hat diese keine störenden Auswirkungen auf das kosmetische Ergebnis. Die Rekonstruktion kann aber auch später erfolgen. Gegen einen späteren Eingriff, selbst wenn die Erstoperation Jahre zurückliegt, gibt es keine Vorbehalte. Eine Wartezeit bringt den Vorteil mit sich, dass sich Haut und Weichteile in dem operierten Gebiet erholen und möglicherweise an Elastizität gewinnen konnten. Dies gilt insbesondere, wenn die operierte Brustseite bestrahlt wurde; die Haut braucht dann einen Zeitraum von etwa ein bis zwei Jahren, um ein möglichst günstiges Operationsergebnis zu erreichen.

Bei der Brustrekonstruktion müssen drei Teile der weiblichen Brust ersetzt werden: das Brustgewebe, die die Brust umgebende Haut sowie die Brustwarze mit dem Warzenvorhof. Das Brustgewebe kann durch körpereigenes Gewebe oder durch eine Silikonprothese ersetzt werden. Welches Verfahren dabei zur Anwendung kommt, ist unter anderem von dem Defekt abhängig, der durch die Entfernung zurückbleibt, aber auch von den jeweiligen Erfahrungen des Chirurgen sowie den Wünschen der Patientin. Alle Operationen zur Rekonstruktion der Brust werden in Vollnarkose durchgeführt. Es ist ratsam, sich vor der Operation umfassend zu informieren und möglicherweise auch die Meinung mehrerer kompetenter Ärzte zu erfragen. Jeder in diesem Bereich erfahrene und seriöse Operateur kennt die vielen Fragen, die in diesem Zusammenhang auftauchen, und wird sich deshalb für die individuelle Beratung die notwendige Zeit nehmen. Wenn sich die Patientin unschlüssig ist, sollte sie sich eventuell Bilder von Patientinnen vor und nach einer solchen Operation zeigen lassen oder – falls dazu die Möglichkeit besteht – mit einer oder mehreren davon betroffenen Frauen sprechen.

Die Kosten für eine Brustaufbauplastik, das heißt die Operation, die Prothese und eventuell notwendig werdende Nachoperationen werden in der Regel von den Krankenkassen übernommen. Es ist jedoch wegen der sich immer wieder ändernden gesetzlichen Regelungen empfehlenswert, sich vor dem Eingriff eine Kostenübernahmeerklärung der Kasse ausstellen zu lassen.

Die Rekonstruktion des Brustgewebes durch körpereigenes Gewebe

Bei dieser als „Schwenklappenplastik" bezeichneten Methode löst der Chirurg gesundes Gewebe von einem anderen Bereich des Körpers, zum Beispiel vom Rücken, und schwenkt es mitsamt der umliegenden Haut und den es versorgenden Blutgefäßen auf die operierte Brustregion. Das Gewebestück wächst dort an und kann dann zur Brustrekonstruktion verwandt werden. An der Stelle, wo das Gewebestück entfernt wurde, bleibt eine Narbe zurück. Besonders zufriedenstellende kosmetische Ergebnisse sind durch einen sogenannten Tram Flap zu erreichen. Dabei wird Gewebe vom Unterbauch zur Rekonstruktion der Brust benutzt.

Die Rekonstruktion durch Silikonprothesen

Mit Silikon gefüllte Prothesen werden inzwischen seit mehr als drei Jahrzehnten verwandt. Sie ähneln in ihrer Geschmeidigkeit, dem Gewicht und dem Gefühl bei Berührung der natürlichen Brust. Durch das in ihnen enthaltene zähflüssige Silikon sind sie weich und formbar und können sich deshalb den Bewegungen des Oberkörpers gut anpassen. Profil, Form und Größe der Prothese werden dem Aussehen der gesunden Brust angepasst, um eine möglichst weitgehende Symmetrie beider Brüste nach der Operation zu erreichen (Abb. 20). Während der Operation kann die Expanderprothese oder die Verschiebeplastik eingesetzt werden. Bei der Expanderprothese legt der Chirurg noch während der Entfernung der erkrankten Brust eine leere Reservoirtasche mit Silikonummantelung unter den großen Brustmuskel ein und fixiert sie. Ein Ventil zum Füllen der Prothese belässt er unter der Haut. Nach der Wundheilung wird über dieses Ventil schrittweise physiologische Kochsalzlösung in die Prothese eingefüllt, bis sie die Größe der gegenseitigen Brust erreicht hat. Dieses weitgehend schmerzlose Verfahren zieht sich über drei bis vier Monate hin, da sich die umliegende Haut dehnen muss, um der sich vergrößernden Prothese Raum zu geben. Anschließend entfernt der Chirurg bei permanenten Expanderprothesen das Ventil mit dem Verbindungsschlauch in einem kurzen operativen Eingriff. Bei temporären Expanderprothesen wird die Prothese in einer zweiten Operation durch eine andere, anatomisch besser sitzende Prothese ersetzt (Abb. 21). Die Verschiebeplastik wird erst einige Monate nach der Entfernung der Brust durchgeführt. Dazu wird die alte Operationsnarbe wieder geöffnet, Haut aus der Umgebung mobilisiert („verschoben") und abschließend eine endgültig gefüllte Silikonprothese eingelegt. Aus Symmetriegründen wird häufig auch die gesunde Brust während desselben Eingriffs der rekonstruierten Brust angepasst (Abb. 22).

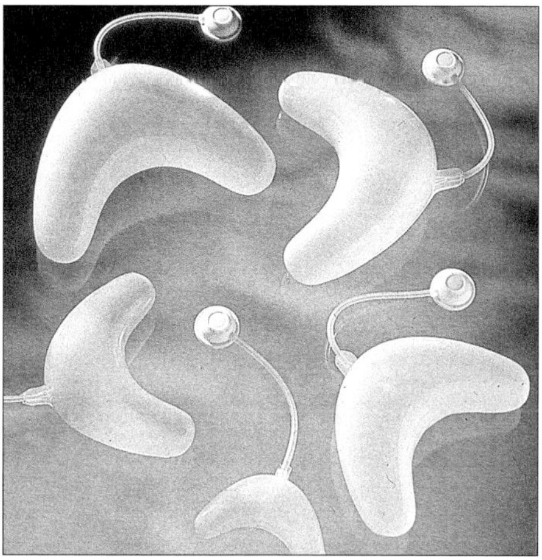

Abb.20
Gewebeexpander

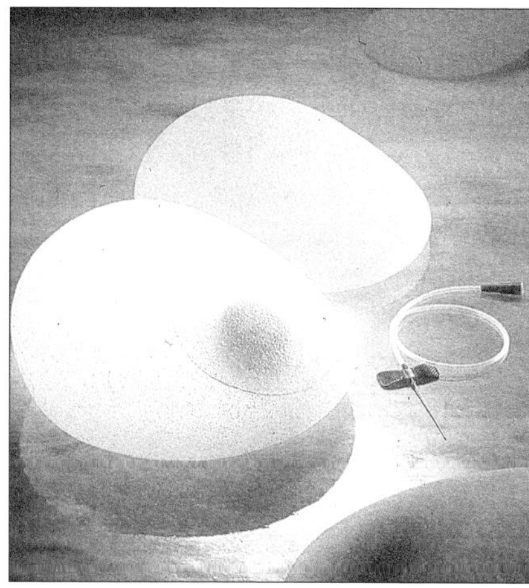

Abb.21
Silikonprothese

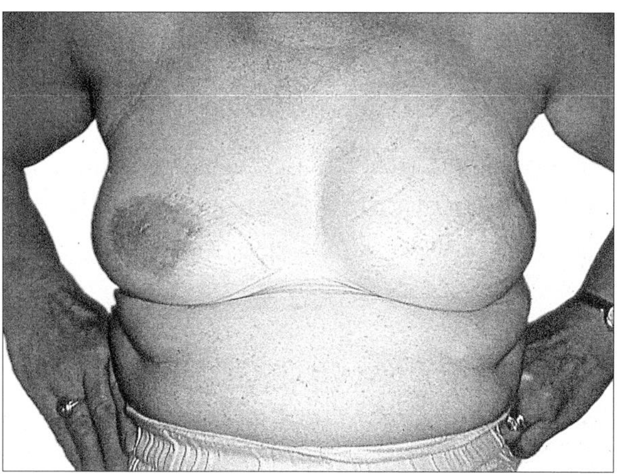

Abb.22
Brustrekonstruktion links mit Anpassung der rechten Brust

Durch eine Reihe von Presseveröffentlichungen über mögliche Komplikationen nach der Implantation einer Silikonprothese (zum Beispiel Abstoßungsreaktionen, Autoimmunerkrankungen, rheumatische Erkrankungen) wurden viele Frauen verunsichert. Die Deutsche Gesellschaft für Senologie hat deshalb am 24.9.98 eine Konsensuserklärung zur Sicherheit von Silikon-Brustimplantaten abgegeben:

1. „In allen Bereichen der Medizin und Chirurgie sind Implantate und Medizinprodukte aus Silikon von größter Bedeutung, nicht nur für das Wohlbefinden, sondern oft für das Überleben.
2. Auf den neuesten Stand gebrachte Studien zeigen, dass Silikon-Brustimplantate weder Brustkrebs noch andere Krebserkrankungen auslösen.
3. Es gibt zuverlässige, wissenschaftliche Daten (klinisch, immunologisch und epidemiologisch), dass Silikon-Brustimplantate weder Autoimmunerkrankungen noch rheumatische Erkrankungen auslösen.
4. Es gibt keinen wissenschaftlichen Hinweis für die Existenz von Silikonallergie, Silikonvergiftung, atypische Silikonerkrankung oder eine neue Silikonerkrankung. Der Körper reagiert auf jedes Implantat mit einer Fremdkörperreaktion, was jedoch nicht gleichzusetzen ist mit einer Immunerkrankung.
5. Silikon-Brustimplantate haben keine nachteiligen Auswirkungen auf Schwangerschaft, Stillfähigkeit oder die Gesundheit von Kindern, die gestillt werden.
6. Patientinnen mit Silikon-Brustimplantaten sollten sich regelmäßigen Kontrolluntersuchungen unterziehen und ggf. eine Röntgenuntersuchung oder eine Untersuchung mit anderen bildgebenden Verfahren durchführen lassen.

7. Es wurden keine spezifischen Antikörper gegen Silikon gefunden. Deswegen sind immunologische Testverfahren sinnlos.
8. Die Deutsche Gesellschaft für Senologie begrüßt den vorliegenden, harmonisierten EU-Standard für Silikon-Brustimplantate, insbesondere die darin enthaltenen besonderen Vorschriften zur Patientenaufklärung.
9. Die Deutsche Gesellschaft für Senologie fordert dazu auf, weiterhin klinische Forschung und Grundlagenforschung zu betreiben, um die Qualität von Silikon-Brustimplantaten weiter zu verbessern und neue Technologien zu entwickeln.
10. Die Deutsche Gesellschaft für Senologie sucht nach Wegen, der Forderung der Medizinprodukte-Betreiberverordnung vom 29.6.98 nach Meldung von schwerwiegenden Komplikationen mit Silikon-Brustimplantaten zu entsprechen.
11. Objektive Berichte in den Medien tragen zur Beruhigung von Patientinnen bei. Die Deutsche Gesellschaft für Senologie setzt es sich zu einem ihrer vordringlichsten Ziele, eine umfassende Aufklärung der Patientinnen zu erreichen, bei denen die Implantation einer Silikon-Brustprothese erfolgte, vorgesehen bzw. angezeigt ist. Ein diesbezügliches Informationsblatt für sämtliche in Europa vertriebene Implantate soll obligat angewendet werden.“

Rekonstruktion von Brustwarze und Warzenvorhof

Nach der gelungenen Rekonstruktion der Brust besteht die Möglichkeit, auch die Brustwarze und den Warzenvorhof wiederherzustellen. Eine Reihe von Frauen verzichtet jedoch darauf, weil sie einen weiteren operativen Eingriff und den dazugehörigen Klinikaufenthalt vermeiden wollen.

Die Brustwarze kann ungefähr drei Monate nach der operativen Wiederherstellung der Brust abschließend rekonstruiert werden. Wird bereits bei der Erstoperation an einen Brustaufbau gedacht, kann die Brustwarze in die Leistengegend verpflanzt („Warteposition") und von dort aus später wieder auf die rekonstruierte Brust zurückverpflanzt werden. Dieses Vorgehen ist jedoch nur dann möglich, wenn der Tumor nicht in der Nähe der Brustwarze liegt, sonst besteht die Gefahr, dass auf diesem Weg Tumorzellen überleben. Bei der Verpflanzung der Brustwarze kommt es in einigen Fällen zu Pigmentverlusten, d. h. die Haut hellt sich auf, und die Brustwarze ist später nicht mehr so dunkel wie zuvor.

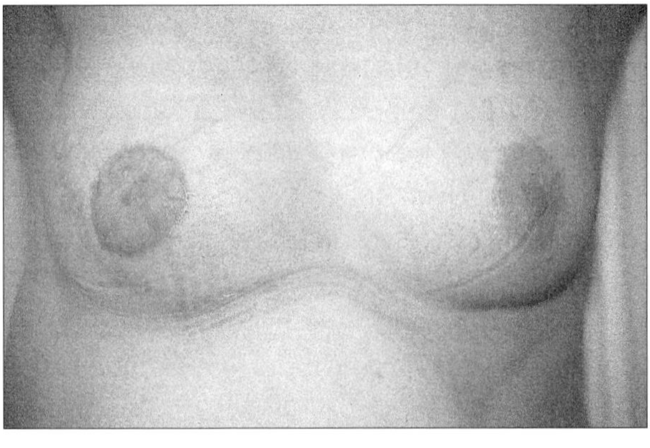

Abb. 23 Rekonstruktion von Brustwarze und Vorhof aus einem Hauttransplantat der Oberschenkelinnenseite

Konnte die Brustwarze nicht erhalten werden, bestehen mehrere operative Möglichkeiten des Wiederaufbaus. Der Warzenvorhof wird entweder durch eine Tätowierung oder durch die Verpflanzung dunkel pigmentierter Haut an die entsprechende Stelle hergestellt. Bei einem ausreichend großen Vorhof der gegenüberliegenden Brust kann die Haut von dort entnommen werden. Der Vorhof der Spenderstelle verkleinert sich dadurch entsprechend. Alternativ kommt für eine solche Verpflanzung auch Haut aus der Genitalregion oder von der Innenseite der Oberschenkel in Frage (Abb. 23).

Für die Wiederherstellung der Brustwarze stehen verschiedene Verfahren zur Verfügung. Entweder wird die Brustwarze der gegenüberliegenden gesunden Brust halbiert und auf die andere Seite verpflanzt, ein Stück Haut aus einer kleinen Schamlippe entfernt und daraus eine neue Brustwarze geformt oder ein Stück eines Ohrläppchens verwendet. Das jeweilige Gewebestück wird auf der wiederaufgebauten Brust an die vorgesehene Stelle verpflanzt und wächst dort an. Um das Anwachsen der Brustwarze nicht zu gefährden, sollte sich die operierte Frau in den folgenden vier Wochen nach dem Eingriff körperlich schonen und auf das Rauchen verzichten, da das in den Zigaretten befindliche Nikotin die Durchblutung beeinträchtigt. Nach dem Abschluss der Wundheilung ist es empfehlenswert, für den Zeitraum von mindestens einem Jahr die Wundränder täglich vorsichtig mit einer dazu geeigneten Creme, zum Beispiel Contractubex compositum, einzureiben, um eine unerwünschte überschießende Narbenbildung (Keloidbildung) zu verhindern. Die so wiederhergestellte Brustwarze bleibt jedoch gegenüber Berührungen unempfindlich.

Die Vorteile der operativen Wiederherstellung der entfernten Brust liegen in einer – mehr oder weniger gelungenen – Wiederherstellung des vorherigen Körperbildes. Die Frauen brauchen keine Brustprothese, zum Beispiel eine

Büstenhalter-Einlage, und haben die Möglichkeit, beispielsweise wieder ausgeschnittene Kleider zu tragen. Für das Selbstwertgefühl ist das oft von erheblicher Bedeutung.

Den geschilderten Vorteilen stehen jedoch auch Nachteile gegenüber. Das Gelingen des Wiederaufbaus kann nicht garantiert werden. Nicht selten sind die operierten Frauen mit dem erreichten Ergebnis unzufrieden, sie akzeptieren die durch den Aufbau wiederhergestellte Brust nicht.

Eine Patientin:

» Der Operateur hat sich wirklich große Mühe gegeben, aber es ist trotzdem nicht mehr die Brust, die ich zuvor hatte. Sie ist und bleibt anders, irgendwie künstlich. «

Sensibilitätsstörungen und Kälteempfindungen tragen oft zur Unzufriedenheit bei. Die rekonstruierte Brust wird manchmal als kühler empfunden.

Eine andere Patientin:

» Meine Brustwarze ist durch die Operation vollkommen unempfindlich geworden, und die Zärtlichkeiten meines Mannes rufen an dieser Stelle keine lustvollen Gefühle mehr hervor. Das ist für mich besonders schlimm, da ich Berührungen an meinen Brüsten früher als besonders erotisch empfunden habe. «

Wundheilungsstörungen durch Infektionen können zu einer überschießenden Narbenbildung (Keloidbildung) führen. Abstoßungen der Prothese sind dagegen relativ selten.

Mit zunehmender Verweildauer von Silikonprothesen können weitere Komplikationen eintreten. Besonders häufig klagen Frauen über eine von mehr oder weniger starken Schmerzen und lokalen Hauteinziehungen begleitete Veränderung des die Prothese umgebenden Bindegewebes, eine sogenannte Kapselfibrose (Abb. 24). Die Ursache liegt in dem Versuch des Körpers, sich gegen den Fremdkörper zu wehren und ihn mit einer Bindegewebskapsel zu umhüllen. Diese hat dann die Neigung, sich zusammenzuziehen und zu schrumpfen, oft begleitet von Spannungsschmerzen. Durch die Gewebeveränderung erscheint die betroffene Brust hart und oft von unnatürlicher Form, was manchmal eine operative Korrektur erforderlich macht. Silikonprothesen scheinen davon häufiger betroffen zu sein als mit Kochsalz gefüllte Prothesen. In den letzten Jahren werden vermehrt Silikonprothesen mit einer aufgerauten Oberfläche verwendet, die die Rate an Kapselfibrosen deutlich gesenkt hat (etwa 2 bis 4 Prozent). Weder eine überschießende Narbenbildung noch das Auftreten einer Kapselfibrose können mit Sicherheit vermieden oder durch vorbeugende Maßnahmen verhindert werden.

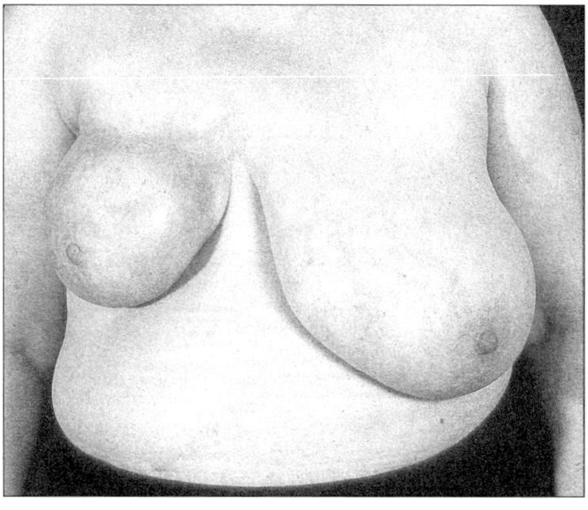

Abb.24
Kapselfibrose rechts

Wie unterschiedlich die Erfolge eines operativen Brustaufbaus erlebt werden, machen die Kommentare zweier Patientinnen deutlich:

„Als mir der Gynäkologe eröffnete, dass mein linker Busen entfernt werden muss, war ich vollkommen schockiert. Er wies mich jedoch noch in dem Gespräch auf die Möglichkeiten einer Brustaufbauplastik hin, die bereits während derselben Operation in die Wege geleitet werden könne. Ich habe dem zugestimmt, und so wurde bei der Entfernung meiner erkrankten Brust ein Reservoir eingelegt und in den nächsten Wochen schrittweise mit Kochsalzlösung gefüllt. Später wurde in einer zweiten Operation eine endgültige Prothese eingelegt, weil die erste einfach nicht der Form meines übriggebliebenen Busens entsprach. Ich habe während der gesamten Zeit innerlich darauf hingelebt, wieder eine schöne Brust zu bekommen, und das hat mir, glaube ich, sehr dabei geholfen, den Verlust zu verkraften – irgendwie, als ob es so gleichzeitig wieder ungeschehen gemacht würde. Mein Mann hat mich frei entscheiden lassen, ob ich mich operieren lasse oder nicht. Er sagte, er liebt mich auch mit nur einer Brust, aber ich merke doch, wie froh er ist, dass ich fast so aussehe wie früher.“

Dagegen eine andere Frau:

„Ich denke heute, ich habe mir viel zu große Illusionen darüber gemacht, was ein Brustaufbau erreichen kann. Ich habe sogar die vorsichtigen Mahnungen des Chirurgen überhört, der mich vor der Operation beraten hat – ich wollte nur meine Brust wiederhaben. Jetzt habe ich sie zwar wieder, aber sie ist trotzdem nicht die gleiche. Sie sieht anders aus, fühlt sich anders an, ich empfinde kaum etwas, wenn mein Mann dort zärtlich zu mir ist, und sie erscheint mir selbst immer als zu kühl – so, als ob ich dort eine andere Körpertemperatur hätte. Vielleicht wollte ich durch die Aufbauplastik vermeiden, jeden Tag an meine Krebserkrankung erinnert zu werden, wenn ich mich im Spiegel sehe – aber das ist mir dadurch nicht gelungen.“

Ein guter Arzt wird vor einem Brustaufbau nicht nur über das erforderliche operative Vorgehen, sondern auch über die Möglichkeiten und Grenzen eines solchen Wiederaufbaus informieren. Manche Frauen entschließen sich daher nach den Beratungsgesprächen, auf die Operation zu verzichten, und tragen lieber Brustprothesen.

Penisprothesen

Wenn weder die Anwendung eines Erektionshilfesystems noch die SKAT-Technik zum Erfolg führen oder deren Benutzung nicht gewünscht wird, kann auch die operative Einpflanzung einer Penisprothese erwogen werden. Dabei ist unter einer Penisprothese keine äußerliche Prothese zu verstehen, wie sie zum Beispiel ein Patient nach der Amputation eines Armes angepasst bekommt. Die Penisprothesen sind äußerlich nicht sichtbar, da sie operativ in das Glied eingesetzt werden und dadurch wieder eine Erektion ermöglichen. Die sexuelle Lust, die Ejakulation und das Orgasmuserleben werden dadurch nicht beeinflusst. Frauen spüren in der Regel keinen Unterschied zwischen einer natürlichen Erektion und einer durch eine Penisprothese erzeugten Erektion und können daher auch ihren Orgasmus ungestört erleben.

Die Prothesenchirurgie arbeitet mit drei unterschiedlichen Prothesentypen:

- ✗ biegsame Stabprothesen,
- ✗ einteilige Prothesen mit Flüssigkeitsreservoir oder Federmechanik,
- ✗ mehrteilige hydraulische Prothesen.

Die biegsamen Prothesen lassen sich operativ leicht einsetzen, zeigen wenige Komplikationen und sind die preiswertere Alternative. Dabei wird ein flexibler Stab in den Penis implantiert, der zu einer dauerhaften Versteifung des Gliedes führt (Abb. 25). Sie sind allerdings von einer Reihe von Nachteilen begleitet: Sie erzeugen eine weniger feste Erektion als die im folgenden beschriebenen hydraulischen Prothesen. Außerdem kommt es auch nicht zu einer Zunahme des Penisumfangs wie bei einer normalen Erektion. Durch ein Scharnier lassen sich die Prothesen zwar nach oben und unten verbiegen, trotzdem erleben es viele Patienten als unangenehm oder beschämend, zum Beispiel in der Badehose mit einer Dauererektion gesehen zu werden. Die Mehrzahl der Patienten entscheidet sich deshalb heute für eine hydraulische Prothese. Die einteiligen Prothesen mit

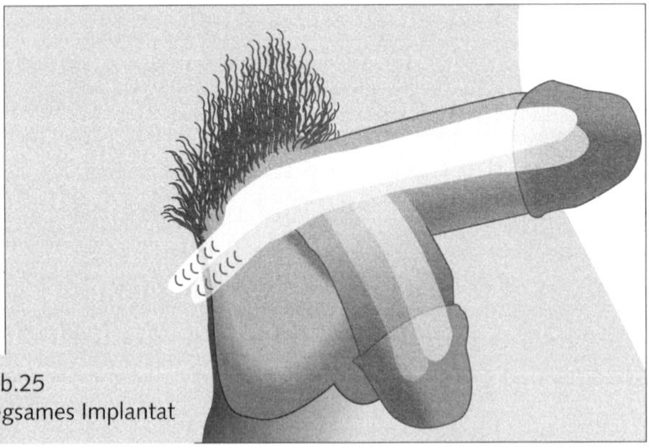

Abb.25
Biegsames Implantat

Flüssigkeitsreservoir oder Federmechanik (Abb. 26) lassen sich ebenso ohne großen Aufwand einsetzen, zeigen jedoch ebenso Nachteile, wenn man ihre Funktion mit der einer natürlichen Erektion vergleicht.

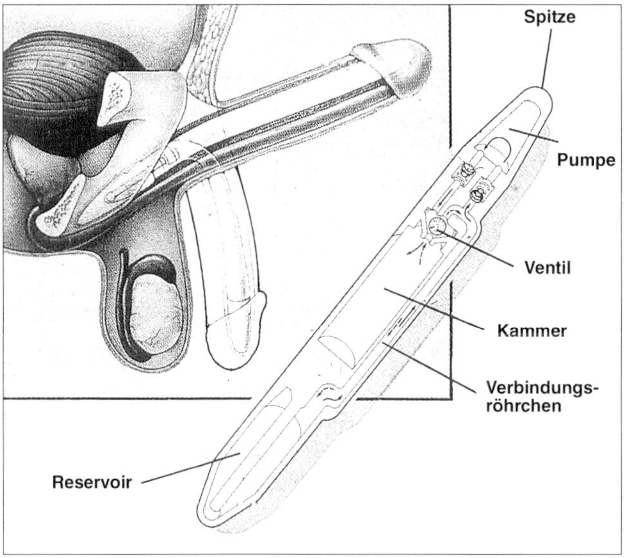

Abb.26
Einteiliges hydraulisches Implantat

Diese Nachteile werden von den hydraulischen Zwei- und Dreikomponentenprothesen vermieden, die von ihrer mechanischen Konstruktionsweise aufwendiger, allerdings auch schwieriger zu implantieren sind. Diese Prothesen zeigen in ihrem Aussehen in „Ruhestellung", in der Zunahme des Penisumfangs bei der Erektion und in der resultierenden Steife des Gliedes die besten Ergebnisse. Sie bestehen aus hydraulischen Zylindern, die die Schwellkörper des Penis ausfüllen, einem Flüssigkeitsreservoir, das im Bauchraum verborgen ist, sowie einer kleinen manuellen Pumpe mit Ventil, die im Hodensack eingesetzt wird (Abb. 27 u. 28). Vor einem sexuellen Verkehr werden mittels der Pumpe die künstlichen Schwellkörper gefüllt, bis eine ausreichende Erektion erreicht ist. Nach dem Verkehr wird das an der Pumpe liegende Ventil geöffnet, und die Flüssigkeit aus den Schwellkörpern entleert sich wieder in den Reservoirbehälter im Bauchraum.

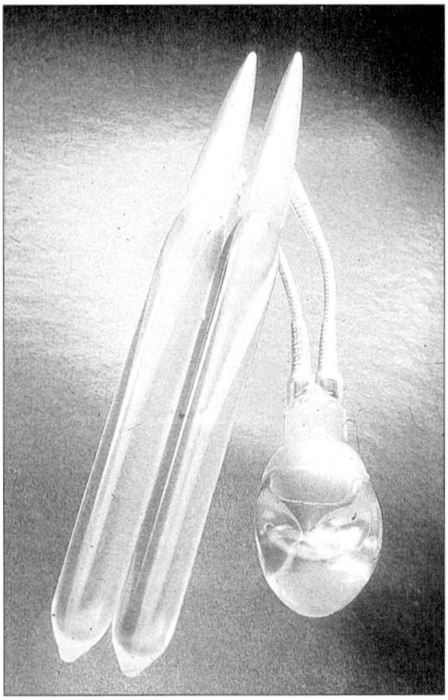

Abb.27
Mehrteiliges hydraulisches
Implantant (1)

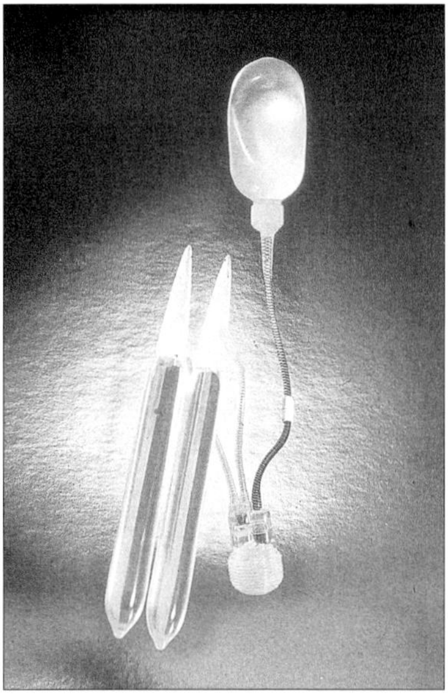

Abb.28
Mehrteiliges hydraulisches
Implantant (2)

In etwa 10 Prozent der Fälle soll es zu mechanischen Defekten kommen, die eine Nachoperation erforderlich machen. Allgemein muss in etwa 2 bis 5 Prozent der Fälle mit anderweitigen Komplikationen wie Entzündungen, Schmerzen, Blutungen, Infektionen oder Lageveränderungen der Prothese und ähnlichem gerechnet werden. Infektionen können die Entfernung der Prothese notwendig machen. Nach dem Abklingen der Infektion und der Wundheilung lässt sich etwa ein halbes Jahr später erneut eine Prothese einsetzen.

Hodenprothesen

Nach einer operativen Entfernung eines oder beider Hoden können Prothesen in den Hodensack eingesetzt werden, die in Größe und Form den natürlichen Hoden nachempfunden sind und sich auch so anfühlen. Viele Patienten erachten allerdings diese Maßnahme, die während derselben Operation wie die Hodenentfernung vorgenommen wird, als überflüssig und versprechen sich davon auch keine Verbesserung ihres seelischen Befindens.

Ein Patient:

» Ich kann mir vorstellen, dass das jemandem helfen kann, der wegen der Operation ausgesprochene Minderwertigkeitsgefühle entwickelt – aber mir geht das nicht so, und mich haben auch die möglichen Komplikationen davon abgehalten, eine Prothese einsetzen zu lassen. Das ist jetzt drei Jahre her, und meine Frau und ich bereuen die Entscheidung in keiner Weise. «

Wie in der Stellungnahme des Patienten anklingt, ist die Einlage einer Hodenprothese mit einer Reihe von Risiken behaftet, insbesondere möglichen Entzündungen, Unverträglichkeiten mit dem körpereigenen Gewebe und einer damit verbundenen Abstoßung sowie seltener Nachhärtungen der Prothese.

PSYCHOLOGISCHE VERFAHREN UND IHRE INDIKATION

Eine Krebserkrankung stürzt die Betroffenen in eine seelische Krise, die aus eigener Kraft oft nur schwer zu bewältigen ist. In dieser Situation hat es sich meist als sehr hilfreich erwiesen, zumindest vorübergehend eine psychosoziale Betreuung in Anspruch zu nehmen. Eine Psychotherapie sollte unter Umständen auch dann erwogen werden, wenn als Folge eines Tumors oder als unerwünschte Nebenwirkung medizinischer Behandlungsmaßnahmen sexuelle Störungen auftreten. In folgenden Fällen ist eine psychologische Behandlung zu empfehlen:

- ✗ Die sexuelle Störung ist überwiegend seelisch bedingt, zum Beispiel durch im Rahmen der Krebserkrankung aufgetretene lebensbedrohliche Ängste oder depressive Verstimmungen.
- ✗ Die sexuelle Störung ist zwar körperlich bedingt, aber seelische Faktoren sind dafür verantwortlich, dass eine adäquate Bewältigung erschwert ist, zum Beispiel vollkommener sexueller Rückzug nach einer Prostataradikaloperation.
- ✗ Die sexuelle Störung ist nicht ursächlich zu behandeln, und es misslingt der Versuch, selbst mit diesem Verlust zurechtzukommen.
- ✗ Durch die Krebserkrankung und/oder ihre Behandlung werden bereits vorher bestehende Partnerschaftskonflikte aktualisiert, die sich störend auf die Sexualität auswirken.

Grundsätzlich ist zwischen einer Psychotherapie und einer Sexualtherapie zu unterscheiden, auch wenn die Grenzen zwischen beiden fließend verlaufen. Bei einer Psychotherapie geht es ganz allgemein um die Behandlung von seelischen Konflikten und Ängsten, die sich auch auf die Sexualität auswirken können. Im Mittelpunkt steht aber nicht die gezielte Behandlung einer sexuellen Störung.

Im Gegensatz dazu legt die Sexualtherapie den Schwerpunkt auf die Behandlung der sexuellen Störung und berücksichtigt dabei die Gesamtpersönlichkeit des Patienten nur insoweit, als es für die erfolgreiche Beseitigung des sexuellen Symptoms erforderlich ist.

Psychotherapie

Seit der Entdeckung der Psychoanalyse durch Sigmund Freud zu Beginn dieses Jahrhunderts hat sich eine Vielzahl unterschiedlichster psychotherapeutischer Schulen und Richtungen entwickelt. So beschreibt ein deutschsprachiges Psychotherapie-Handbuch über 800 verschiedene Behandlungsmethoden. Selbst für Fachleute ist es inzwischen schwer, darüber einen kritischen Überblick zu behalten. Das gilt erst recht für Laien, die sich mit einem nahezu unerschöpflichen „Psycho-Markt“ konfrontiert sehen.

Die Psychotherapieforschung hat sich in den letzten Jahren intensiv damit auseinandergesetzt, ob es für die verschiedenen Therapieverfahren gemeinsame Wirkfaktoren gibt.

Die Qualität der Beziehung, die sich zwischen dem Behandelnden und dem Patienten entwickelt, ist ganz allgemein für den Erfolg einer Therapie von Bedeutung. Wichtige Vorbedingung sind Eigenschaften des Therapeuten wie Akzeptanz, Wärme, Respekt, Empathie (Einfühlungsvermögen) und Fürsorge gegenüber dem Patienten. Das jeweils angewandte Verfahren – sei es beispielsweise eine Psychoanalyse, eine Gestalttherapie, eine Gesprächspsychotherapie oder ein körpertherapeutisches Verfahren – ist dagegen erst in zweiter Linie von Bedeutung. Die sich entwickelnde Beziehung macht es möglich, sich den vorliegenden Problemen schrittweise anzunähern und eine Perspektive zu entwickeln, die ein zunehmendes Verständnis der eigenen Situation und der mit ihr verbundenen Ängste und Konflikte ermöglichen. Dadurch wird in einem zweiten Schritt der Aufbau von Bewältigungsformen unterstützt. Was in der Beschreibung eher abstrakt klingt, macht das folgende Beispiel deutlicher:

Eine 43-jährige verheiratete Frau kommt nach der Behandlung eines Zervixkarzinoms (Krebs des Muttermundes) in die psychotherapeutische Sprechstunde und berichtet: Obwohl sie erfolgreich operiert worden sei und ihr die Ärzte versichert hätten, dass sie mit keinen Einschränkungen ihrer Sexualität rechnen müsse, leide sie seit diesem Zeitpunkt unter Orgasmusschwierigkeiten. Ihr Frauenarzt habe die Vermutung geäußert, dass dafür seelische Gründe verantwortlich seien, und habe ihr den Gang zu einem Psychologen nahegelegt.

In den sich anschließenden Gesprächen berichtet die Patientin zunächst über die Ängste, die die Krebserkrankung in ihr erzeugt hat. Sie habe das Gefühl, dass ein Gottesurteil an ihr vollzogen worden ist. Vorher habe sie einfach nur vor sich hingelebt und das Leben leichtgenommen. Sie habe sich einfach immer selbst in die Tasche gelogen:

> „Nun habe ich meinen Schuss vor den Bug bekommen. Wer weiß, was jetzt noch auf mich zukommt.“

In einer der folgenden Sitzungen bittet der Psychologe sie, über ihren Mann zu erzählen. Er sei fünf Jahre älter als sie, „ein herzensguter Mensch, fast zu gut für diese Welt". Eigentlich habe sie ihn gar nicht verdient. Auf die Nachfrage, wie Sie dies meine, antwortet sie zunächst nicht. Dann sagt sie:

» Wie er sich um mich gekümmert hat, als ich im Krankenhaus lag, das war schön. Er hat sich tagelang freigenommen, an meinem Bett gesessen und meine Hand gehalten. «

Schrittweise werden zuvor unbewusste Schuldgefühle der Patientin deutlich, die in unmittelbarem Zusammenhang mit ihrer sexuellen Störung stehen.

» Ich denke manchmal, ich habe die Strafe dafür bekommen, dass ich über Jahre hinweg sexuelle Beziehungen zu anderen Männern hatte. Dass ich keine Lust mehr empfinden kann, ist jetzt die Quittung dafür! «

In ähnlicher Weise kann eine Vielzahl seelischer Faktoren Einfluss auf die Sexualität nehmen und die Bewältigung sexueller Störungen erschweren oder verhindern. Eine Psychotherapie ermöglicht es, sich die eigenen Ängste und Konflikte bewusst zu machen und sich dann konstruktiv damit auseinander zu setzen. Hierdurch gewinnt man die innere Freiheit, seine Situation zu ändern.

Wenn man beabsichtigt, sich in eine Psychotherapie zu begeben, hat man die Wahl zwischen ärztlichen und psychologischen Psychotherapeuten. Beide haben in der Regel das von ihnen ausgeübte Psychotherapieverfahren in einer

Weiterbildung nach ihrem Studium erlernt. Die Kosten für eine Psychotherapie werden nach einer Prüfung der Antragsunterlagen durch einen Fachgutachter von den Krankenkassen übernommen, wenn es sich dabei um eine tiefenpsychologisch fundierte Psychotherapie, eine Psychoanalyse oder um eine Verhaltenstherapie handelt. Ein Verzeichnis der von den Krankenkassen anerkannten Psychotherapeuten ist bei den jeweils zuständigen Geschäftsstellen der Krankenkassen oder bei den Kassenärztlichen Vereinigungen erhältlich.

Sexualtherapie

Die amerikanischen Sexualwissenschaftler Masters und Johnson haben in den 60er und 70er Jahren ein Programm zur gezielten Behandlung sexueller Funktionsstörungen entwickelt, das in den letzten Jahren weiter verbessert wurde und von ausgebildeten Therapeuten auch in Deutschland angeboten wird. Es handelt sich dabei um gezielte Verhaltensanleitungen zu Sexualübungen, die die Partner entweder alleine oder gemeinsam mit dem Partner zu Hause durchführen.

An jede Übung schließen sich therapeutische Sitzungen an, in denen die Möglichkeit besteht, Erlebnisse und Empfindungen zu besprechen und aufzuarbeiten. Die Übungen reichen von Erkundungen des eigenen Körpers und des Partners über Möglichkeiten der Selbstbefriedigung bis hin zur Vermittlung gezielter sexueller Techniken, zum Beispiel die Unterbindung eines vorzeitigen Samenergusses. Im Gegensatz zu einer konfliktaufdeckenden Psychotherapie konzentriert sich die Sexualtherapie auf die Symptome, und es werden konkrete Verhaltensanleitungen gegeben. Die Lebensgeschichte, aktuelle Lebenssituation und Partnerschaft werden nur so weit näher betrachtet, wie es zur erfolgreichen Bewältigung des sexuellen Problems erforderlich erscheint.

Ein Beispiel soll dieses Vorgehen verdeutlichen: Ein 28-jähriger Patient entwickelt nach der Diagnose und Behandlung eines Hodentumors eine Erektionsstörung. Die Ergebnisse einer zunächst durchgeführten urologischen Untersuchung ergeben keinen Hinweis darauf, dass krankheits- oder therapiebedingte körperliche Ursachen für dieses Symptom verantwortlich sind. Der Patient wird daher an einen niedergelassenen Sexualtherapeuten überwiesen, der zu Beginn eine Reihe von Gesprächen mit dem Patienten und später auch mit dessen Partnerin führt, um Hinweise auf mögliche seelische Ursachen der Erektionsstörung zu erhalten. Es stellt sich heraus, dass der Mann durch die operative Entfernung eines Hodens stark verunsichert ist und Angst hat, nicht mehr ausreichend potent zu sein. Seine Lebensgefährtin empfindet er als sexuell sehr anspruchsvoll, was seine Ängste noch verstärkt. Es ist jedoch für einen Mann kaum möglich, eine Erektion zu entwikkeln und aufrechtzuerhalten, wenn er gleichzeitig Angst empfindet. In den Übungen wird deshalb zu Beginn ein „Koitusverbot" ausgesprochen, d. h. dem Paar wird nahegelegt, für einige Wochen auf den Geschlechtsverkehr zu verzichten. Die Beiden sollen sich statt dessen während dieser Zeit streicheln und liebkosen. Außerdem erhalten sie Anleitungen zu bestimmten Übungen, die darauf abzielen, die sexuellen Lustempfindungen zu erhöhen.

Über den Behandlungsverlauf äußert der Patient später:

» Wir waren beide erleichtert, dass dieser Zwang zum Geschlechtsverkehr erst einmal weg war und wir einfach mal schmusen konnten. Ich brauchte keine Erektion mehr zu haben, und meine Frau fühlte sich nicht mehr verpflichtet, mein Glied steif zu bekommen. Bei den Übungen, die wir dann alleine oder auch gemeinsam gemacht haben, wurden wir regelrecht scharf – aber wir haben uns dennoch zunächst eisern daran gehalten: kein Geschlechtsverkehr! Es war wie ein neckisches Spiel nach dem Motto: Liebling, tut mir leid – du musst noch warten! Weil ich nicht mehr ‚musste', konnte ich auf einmal wieder. Ich bekam wieder eine richtige Erektion. Als uns dann der Therapeut endlich wieder ‚erlaubt' hat, miteinander zu schlafen, war es eine ganz tolle Sache – wir waren hungrig aufeinander wie beim ‚ersten Mal'. Heute ist alles wieder wie früher – wir haben viel Spaß miteinander, und meine Leistungsängste sind vollkommen verschwunden. «

Leider gibt es in der Bundesrepublik Deutschland noch zu wenige qualifiziert ausgebildete Sexualtherapeuten; dazu werden die Kosten in der Regel von den Krankenkassen nicht übernommen. Kontaktadressen sind über die Beratungsstellen von Pro Familia sowie über die Deutsche Gesellschaft für Sexualforschung (DGS) zu erhalten.

KÖRPERTHERAPEUTISCHE VERFAHREN

Die Anwendung eines körpertherapeutischen Verfahrens, zum Beispiel der konzentrativen Bewegungstherapie (KBT), ist vor allem bei Körperbildstörungen indiziert, die sich sekundär hemmend auf die Sexualität auswirken. Körperliche Erkrankungen und die mit ihnen einher gehenden therapeutischen Maßnahmen erschüttern häufig ein bis dahin selbstverständliches Selbst- und Körperbild in massiver Weise. Durch den Verlust eines erkrankten Geschlechtsorgans wird die sexuelle Identität und/oder das Selbstwertgefühl als Mann oder Frau beeinträchtigt.

Die im Rahmen einer Körpertherapie angebotenen Übungen führen unter anderem dazu, dass die Aufmerksamkeit der Patienten von der „beschädigten Stelle" auf andere (unbeschädigte) Teile des Körpers gelenkt wird: „Mein Körper ist mehr als dieser Defekt – er besteht aus vielen anderen unverletzt gebliebenen Anteilen." Durch das Sich-Erspüren kann der nach der Operation unvertraut gewordene Körper wieder neu erfahren werden. Der Aufbau eines positiv getönten Körperbildes und die Stabilisierung des Selbstwertgefühls sind wichtige Schritte im Rahmen der Krankheitsbewältigung, bei der dann auch körpertherapeutische Verfahren sinnvoll zum Einsatz kommen können.

Körpertherapeutische Verfahren zählen nicht zu den Richtlinienverfahren; die entstehenden Kosten werden deshalb in der Regel nicht von den Krankenkassen übernommen.

WAS KANN MAN SELBST ZUR BEWÄLTIGUNG SEXUELLER STÖRUNGEN BEITRAGEN?

In unserer Gesellschaft wird der Umgang mit einer sexuellen Störung vor allem durch zwei Gründe erschwert. Einerseits herrscht in unserer Vorstellung auch in der Sexualität das Prinzip der Machbarkeit: Sie soll vor allem funktionieren und sich den allgemein gültigen Leistungsnormen unterwerfen. Andererseits fällt es Menschen deswegen schwer, über sexuelle Probleme, insbesondere über „sexuelles Versagen“, offen mit anderen zu sprechen – sei es mit dem eigenen Partner, dem behandelnden Arzt oder einem guten Freund. Die in diesem Buch vorgestellten Patientenschicksale zeigen aber eindringlich, wie wichtig gerade das Miteinandersprechen ist, um sexuelle Probleme bewältigen zu können.

Informationen helfen dabei, passende Lösungsstrategien zu entwickeln. Voraussetzung für einen adäquaten Umgang mit sexuellen Störungen sind Kenntnisse über deren Ursachen und Auswirkungen. Es ist deshalb wichtig, möglichst umfassende Informationen zu sammeln: durch Fragen an den behandelnden Arzt, das Studium von Veröffentlichungen zu diesem Themenbereich und das Gespräch mit anderen Patienten. Je größer das eigene Wissen ist, desto besser sind die Chancen, passende Lösungsstrategien zu entwickeln.

Das Gespräch mit dem Arzt

Das Thema Sexualität und insbesondere das sexuelle Versagen sind in unserer Gesellschaft in besonderer Weise tabuisiert und mit Schamgefühlen verknüpft. Obwohl die nackte menschliche Gestalt etwa im Bereich der Werbung zur Schau gestellt wird und sexuelle Handlungen mehr oder weniger offen in Zeitschriften, Kinos oder im Fernsehen zu sehen sind, zeigt sich immer noch eine deutliche Zurückhaltung, über das eigene sexuelle Erleben und Verhalten zu sprechen. Dies gilt natürlich in gleicher Weise für Krebspatienten, die häufig durch ihre Krankheit oder deren Behandlung Beeinträchtigungen ihrer Sexualität erleiden. Deshalb fällt es vielen schwer, darüber mit ihrem Arzt zu sprechen, und manchmal erschweren das auch noch die äußeren Bedingungen eines normalen Sprechstundenbesuches. Aber selbst wenn es sehr viel Überwindung kostet: Es ist wichtig, den behandelnden Arzt auch auf das Thema Sexualität anzusprechen, danach zu fragen, welche Symptome zu erwarten sind, wie lange sie andauern werden und mit welchen bleibenden Veränderungen zu rechnen ist. Dies gilt insbesondere für jüngere Patienten, bei denen ein Kinderwunsch besteht oder in der späteren Lebensplanung vorgesehen ist.

Lernen, den eigenen Körper neu anzunehmen

Eine Krebserkrankung und ihre Behandlung führt nicht selten zu vorübergehenden oder auch bleibenden Veränderungen des Körperbildes. Da in unserer Gesellschaft Jugendlichkeit, Spannkraft und Gesundheit verherrlicht werden, führt das bei den Betroffenen häufig zu Gefühlen von Unsicherheit, Scham oder Ekel. Daraus resultiert oft die Furcht, von dem Partner abgewiesen zu werden, weil man sich als ungenügend, unattraktiv und nicht liebenswert empfindet. Manche vermeiden es, sich dem Partner unverhüllt zu zeigen, oder ziehen sich von allen sozialen Kontakten zurück. Das Akzeptieren der körperlichen Veränderungen ist gleichbedeutend mit dem Abschiednehmen, dem Loslassenkönnen von einem Lebensabschnitt, der erfüllt war mit Gefühlen der Lebenskraft, von Liebe und Erotik. Es ist oft von intensiven Gefühlen der Trauer begleitet und braucht lange Zeit. Aber neben dem Loslassen benötigt man auch Mut, mit dem veränderten Körper sexuelle Wünsche zuzulassen und zusammen mit dem Partner zu einem neuen, vielleicht sogar schöneren und bewussteren intimen Zusammensein zurückzufinden.

Die Rolle des Partners

Selbst wenn der eigene Partner vertrauter ist, fällt es vielen Patienten schwer, mit ihm offen über die eigenen Beschwerden zu sprechen – Männer tun sich im allgemeinen schwerer als Frauen, weil sie sexuelle Probleme oft mit Versagen gleichsetzen und sich dessen schämen. Die Erfahrung zeigt aber, dass sexuelle Schwierigkeiten am ehesten dann zu bessern oder zu beseitigen sind, wenn man mit seinem Partner darüber spricht. Das gilt insbesondere auch dann, wenn es um die Entwicklung neuer Formen sexueller Begegnung und Befriedigung geht. Nur wenn ein Partner sich überwindet, dem anderen zu sagen, was er gerne mag, was ihn abstößt, ihm Schmerzen bereitet oder was er als lustvoll empfindet, besteht eine gute Chance, dass sich die sexuelle Beziehung weiterentwickeln kann.

Das Problem der Versagensangst

Oft ist bei Patienten eine sich selbst verstärkende Versagensangst zu beobachten: Die Angst zu versagen aber führt dazu, dass die Betroffenen sexuelle Kontakte meiden. Gerade Männer werden oft Opfer ihrer eigenen Leistungsansprüche in der Sexualität. Sie sind während des Zusammenseins mit einer Frau von dem Gedanken beherrscht, ob sie eine „richtige" Erektion bekommen oder sie aufrechterhalten können. Die Konzentration auf diese Gedanken und die daraus resultierende Angst und Anspannung verursachen wie eine sich selbst erfüllende Prophezeiung ein sexuelles Versagen. Beim nächsten intimen Zusammensein führt diese Versagensangst durch die innere Anspannung erst recht zu erneuten sexuellen Schwierigkeiten: Der Betroffene bewegt sich in einem Teufelskreis von Versagensangst und daraus resultierendem Versagen. Das kann zu sexuellem Rückzug und entsprechendem Vermeidungsverhalten führen.

Ein 54-jähriger Patient über seine diesbezüglichen Erfahrungen:

„Wenn ich jemandem einen Ratschlag geben soll, dann den, nichts erzwingen zu wollen. Ich wusste durch das Aufklärungsgespräch mit meinem Arzt, dass ich nach meiner Operation mit Erektionsstörungen rechnen musste, sie zumindest nicht mit absoluter Sicherheit zu verhindern waren. Das hat bei mir zur Folge gehabt, dass ich mich nach der Operation richtig darauf konzentriert habe, ob ich nun eine Erektion bekommen kann oder nicht. Wenn ich mit meiner Frau zusammen war, habe ich mich kaum auf etwas anderes einstellen können – ich habe mich richtig versteift darauf. Und dann ging natürlich gar nichts. Beim nächsten Mal habe ich erst recht daran denken müssen – und bekam natürlich wiederum keine Erektion. Bis ich gemerkt habe, dass ich es nicht erzwingen kann – erst dann habe ich lockerlassen können. Ich habe mich einfach mit meiner Impotenz abgefunden, dem Sex ade gesagt und mich sozusagen auf die faule Bärenhaut gelegt. Und siehe da, plötzlich ging es! Deswegen sage ich heute: Es hat keinen Sinn, mit aller Gewalt erzwingen zu wollen, dass alles wieder wie vorher läuft. “

Das Problem kann noch weiter verschlimmert werden, wenn ein großes Bedürfnis danach besteht, den Partner sexuell zu befriedigen, und deshalb das Symptom erst recht als eigenes Versagen erlebt wird. Abhilfe kann nur das offene Gespräch mit der Partnerin schaffen, um den Erfolgsdruck zu reduzieren und damit die angstfreie Entwicklun sexueller Lust zu ermöglichen. Gerade das fällt jedoch manchem Mann nicht leicht.

Ein Patient:

„ Ich weiß nicht, wie viele Anläufe ich machte, bis ich meiner Frau eingestehen konnte, dass ich Probleme mit meiner Erektion habe. Meine Frau hat so eine ironische

Art, macht spitze Bemerkungen und nimmt einen gerne auf den Arm. Eigentlich mag ich das ganz gerne. Aber wegen meiner Potenz – da wollte ich mich nicht unbedingt auslachen lassen. Das geht irgendwie an die Substanz. Ich habe deshalb alles mögliche versucht, um keine Situation entstehen zu lassen, in der es zum Beischlaf kommt. Ich wusste einfach nicht, wie ich es ihr erklären sollte. Als ich mich dann doch überwandt, hat sie wirklich lieb reagiert – ganz anders als ich befürchtet hatte.

Neue Formen der sexuellen Befriedigung entwickeln

Auch wenn vertraute Wege der Befriedigung durch die Erkrankung versperrt sind, braucht das nicht zum vollkommenen Verlust der Sexualität zu führen. Ein Beispiel dafür können beim sexuellen Verkehr auftretende Schmerzen sein, die durch unterschiedlichste Ursachen ausgelöst werden. In vielen Fällen ist es hilfreich, beim Intimverkehr eine andere Stellung einzunehmen als gewohnt, die aber weniger oder keine Schmerzen verursacht. Viele Paare entwikkeln im Lauf der Jahre eine „Lieblingsstellung", die sie vorwiegend einnehmen, wenn sie miteinander schlafen. Gerade diese mag aber bei einer bestimmten Erkrankungssituation unangenehm oder schmerzauslösend sein.

Hier gilt grundsätzlich: Jede Form des sexuellen Kontakts, die beiden Partnern Befriedigung bereitet, ist gut – auch wenn sie in den Augen anderer vielleicht ungewöhnlich erscheinen mag. Es lohnt sich, verschiedenartigste Stellungen miteinander auszuprobieren und einige Zeit mit deren Übung zu verbringen. Wer dabei die aktivere Rolle übernimmt, das sollte bei einem für beide Partner befriedigenden Zusammensein überhaupt keine Bedeutung haben.

Dazu eine Frau nach einer Uterusentfernung:

» Während wir früher miteinander schliefen, lag ich meistens unten und mein Mann auf mir – eben die 'klassische' Stellung. Aber nach der Operation habe ich öfter Schmerzen empfunden, wenn mein Mann dabei zu tief in mich eindrang und an das Ende meiner Scheide stieß. Das führte dazu, dass ich mich aus Angst vor einer neuen Schmerzattacke nicht mehr gehen lassen konnte und dann auch keinen Orgasmus mehr bekam. Ich habe dann mit meinem Mann darüber gesprochen, und er schlug mir vor, doch eine andere Stellung auszuprobieren. Seit dieser Zeit bevorzuge ich es, auf meinem Mann zu sitzen. Ich kann damit zu jedem Zeitpunkt bestimmen, wie tief er in mich kommt und wie heftig wir uns bewegen. Seither fühle ich mich viel besser. «

Anwendung sexueller Hilfsmittel

Ähnliches gilt für die Verwendung von Hilfsmitteln wie den Erektionshilfesystemen oder anderen Methoden – auch wenn es zunächst fremd erscheint, wenig vorstellbar ist und es Mut kostet, sie zu erproben.

Ein Patient berichtete dazu:

„Am Anfang habe ich gedacht, so etwas kann ich nie benutzen – schon gar nicht, wenn ich mit meiner Frau zusammen bin. Aber dann habe ich mir überlegt: Wenn jemand einen Arm verloren hat und eine Prothese verwendet, sagt ja auch niemand etwas. Und irgendwie ist es ja was Ähnliches. Also warum sollte ich da nicht auch ein Hilfsmittel benutzen? Und ich glaube, weil ich es dann schließlich so selbstverständlich benutzt habe, kam auch gar keine Verlegenheit mehr zwischen uns auf."

Sexualität ist nicht nur Geschlechtsverkehr

Auch wenn ein Mensch durch seine Erkrankung oder deren Behandlung in seiner Fähigkeit eingeschränkt ist, einen Koitus zu vollziehen, heißt das nicht, dass er über keine Sexualität mehr verfügt. Es gerät in dieser Situation oft in Vergessenheit, dass der ganze Körper ein sinnliches und potentiell sexuelles Organ ist und diese Fähigkeit zum Empfinden lustvoller Berührungen nur in wenigen Fällen völlig verloren geht.

Gemeinsam gelebte Sexualität ist nicht nur Geschlechtsverkehr: Der Koitus ist eine Ausdrucksform einer liebevollen Beziehung zwischen zwei Menschen, aber nicht die einzige. Viele Paare verzichten beim Auftreten einer sexuellen Einschränkung nicht nur auf jeglichen Versuch, den Geschlechtsverkehr zu vollziehen, sondern auch auf jede andere Form von Zärtlichkeit und Körperkontakt. Dabei ist der gesamte Körper für zärtliche und erregende Berührungen empfänglich, und zur Liebkosung eignen sich ebenso die Hände, die Lippen, die Zunge oder andere Körperteile. Das Ausprobieren sollte alle uns zur Verfügung stehenden Sinne umfassen, denn sie alle können zu sexueller Lust beitragen: Sehen, Hören, Riechen, Schmecken oder Tasten.

Trauer kann notwendig sein

Das Prinzip „Alles ist möglich" wird von vielen Menschen auch auf die Sexualität übertragen. Wenn durch eine Krebserkrankung und deren Behandlung sexuelle Einschränkungen verursacht worden sind, sollen diese möglichst umgehend und vollständig beseitigt werden. Statt sich zunächst mit den eigenen Gefühlen auseinander zu setzen und vielleicht auch um einen Verlust zu trauern, wird am Prinzip der Machbarkeit festgehalten. Eine Lösung sexueller Probleme muss nicht unbedingt bedeuten, dass der vor Krankheitsausbruch bestehende Zustand wiederhergestellt wird – manchmal ist dies einfach nicht möglich.

Die Bedeutung der Partnerbeziehung

Eine Krebserkrankung und ihre Behandlung verursacht manchmal eine mehr oder weniger große Beeinträchtigung der zuvor gemeinsam erlebten Sexualität. Sie betrifft nicht nur den Patienten selbst, sondern auch dessen Partner. Ein Beispiel macht das deutlich: Ein durch eine Operation verursachter Erektionsverlust führt anfangs häufig zu einem Vermeidungsverhalten, und die Partnerin muss akzeptieren, dass sich ihr impotenter Partner zunächst aus der gemeinsamen Sexualität zurückzieht, um sich vor Kränkungen und Minderwertigkeitsgefühlen zu schützen. Der Verlust gewohnter sexueller Befriedigungsmöglichkeiten mag deshalb für beide Partner von Gefühlen großer Trauer begleitet sein. Die Krebserkrankung und die mit ihr verknüpften sexuellen Probleme werden auch dadurch zu einer Bewährungsprobe für die Partnerschaft.

Besondere Probleme können sich dann ergeben, wenn der krebskranke Partner durch eine Operation körperlich entstellt wird, insbesondere im Mund, Kiefer und Gesichtsbereich oder am Kehlkopf. Für die meisten Menschen repräsentiert das Gesicht mit seinen vielfältigen mimischen Ausdrucksmöglichkeiten die ganze Person, ähnliches gilt für die menschliche Stimme. Gesichtsentstellende Operationen und die Sprache beeinträchtigende Kehlkopfamputationen haben deshalb nicht nur verheerende Auswirkungen auf das Selbstwertgefühl der Betroffenen, sondern stellen auch hohe Anforderungen an deren Partner.

Wie sich eine Laryngektomie, die operative Entfernung des Kehlkopfes, auf das weitere Leben und auch auf eine Partnerbeziehung auswirken kann, hat Leonhard Lentz in seinem autobiographischen Buch „Der Indianer" geschildert. Er legt zunächst dar, wie sehr er sich gehemmt fühlt, weil er nicht mehr durch den Mund atmet, sondern durch ein Tracheostoma im Hals, aus dem sein Atem oft fauchend entweicht:

> Sie streicht sich die Haare aus der Stirn und lächelt mich freundlich an. Ich fass an meinen Hals. Wie soll das denn gehen? Geht das? Ich fauche ja schon bei der kleinsten Anstrengung. Was wird sie sagen? Ist dann alles aus?

Stört sie das, wenn ich fauche? Bestimmt stört sie das, jeden stört das.“

Lentz zeigt in seinem Buch aber auch, dass in einer liebevollen Beziehung solche Hindernisse überwunden werden können.

In fast allen Fällen ist aber die Krebserkrankung nicht die erste Belastungsprobe, der sich ein Paar ausgesetzt sieht. Und wie in anderen Krisensituationen auch sind gemeinsame Gespräche über das, was beide Partner gefühlsmäßig erleben, von entscheidender Bedeutung, um die Herausforderungen gemeinsam erfolgreich zu bewältigen und eine befriedigende (auch sexuelle) Beziehung aufrecht zu erhalten. Erfahrungsgemäß neigen Männer dazu, Probleme alleine lösen zu wollen, während Frauen eher gemeinsame Problemlösungen anstreben.

Die Ehefrau eines Patienten, der einen künstlichen Darmausgang angelegt bekam, äußerte sich in einem Gespräch über ihre Einstellung zu der Partnerschaft:

„Es war für mich selbstverständlich, dass ich meinem Mann in dieser Situation beistand – es hätte schließlich auch genauso gut umgekehrt kommen können, und ich wäre die Betroffene gewesen. Ich habe meine Aufgabe damals vor allem darin gesehen, ihm soweit wie möglich Beistand zu leisten und ihm das Gefühl zu vermitteln, dass ich ihn immer noch als attraktiv ansehe – und dass die Plastiktüte an seinem Bauch daran für mich nichts ändert. Natürlich habe auch ich mich daran gewöhnen müssen, zumal er in der ersten Zeit einige Probleme mit der sachgerechten Stomaversorgung hatte. Aber das macht doch eine Beziehung aus, dass man sich auf den anderen verlassen kann, oder? Ich denke, ein Stoma wird nur dann zu einem wirklichen Problem, wenn es bereits vorher Unstimmigkeiten gegeben hat."

Wissenschaftliche Studien weisen darauf hin, dass viele Patienten bereits vor dem Ausbruch ihrer Krebserkrankung unter einer psychologisch und/oder körperlich bedingten sexuellen Störung gelitten haben. Eine Erhebung bei niedergelassenen Ärzten einer deutschen Großstadt ergab beispielsweise, dass jeder vierte Patient, der wegen irgendwelcher Beschwerden seinen Arzt aufsuchte, auch unter einer länger dauernden sexuellen Störung litt. Das erschwert natürlich die Bewältigung neu hinzukommender krankheitsbedingter Einschränkungen.

Die Erfahrung zeigt, dass die Sexualität häufig wie ein Barometer besonders empfindlich auf offene oder verborgene Konflikte eines Paares reagiert und durch diese beeinträchtigt wird. Die durch eine Krebserkrankung veränderte körperliche Situation und eine damit verbundene Scheu, sich auf einen intimen Kontakt einzulassen, behindert deshalb die gemeinsame Bewältigung der Beziehungsproblematik und führt so in Einzelfällen zu vollkommenem sexuellen Vermeidungsverhalten und Rückzug. In diesen Fällen ist eine Psychotherapie oder Sexualtherapie sinnvoll und notwendig, wenn beide Partner trotzdem den Wunsch haben, ihre Beziehung aufrechtzuerhalten und ihr Intimleben wiederaufzunehmen.

Manchmal ist es für den Partner auch schwierig abzuschätzen, wie offen er seine eigenen Belastungen offenbaren darf oder nicht. Verhält er sich jedoch eher verharmlosend und lässt seine eigene Betroffenheit überhaupt nicht spüren, kann das unter Umständen zu Missverständnissen führen, wie der folgende Bericht eines Patienten mit Rektumkarzinom zeigt:

» Obwohl für meine Frau und mich die Sexualität in unserer Beziehung keine zentrale Rolle mehr spielte – wir sind schließlich schon über 20 Jahre verheiratet, war ich doch schockiert, als ich vor der Operation darüber aufgeklärt wurde, dass ich durch den Eingriff möglicherweise meine Potenz verlieren würde. Als ich es meiner Frau offenbarte, reagierte sie zu meinem Erstaunen ganz gelassen und versuchte ganz offensichtlich, mich zu beruhigen: In unserer Ehe seien doch ganz andere Dinge von Bedeutung und so. Und obwohl ich ihre Absicht spürte, war ich gleichzeitig durch ihre Äußerungen gekränkt – so, als ob unsere frühere gemeinsame Sexualität keinen Wert für sie gehabt hätte, und es für sie von keinerlei Bedeutung sei, ob wir in Zukunft noch miteinander schlafen könnten oder nicht. Das hat mich ziemlich getroffen, und ich habe sie erst zwei Tage später nochmals darauf ansprechen können, ob es ihr eigentlich wirklich so egal sei, wie ich es herausgehört hatte. «

Häufig verhält sich der Partner auch nach der Krankenhausentlassung des Patienten eher vorsichtig und abwartend, um ihn zu schonen – gerade auch im Bereich der Sexualität. Wie wichtig hier der gemeinsame Austausch ist, um keine Missverständnisse entstehen zu lassen, zeigen die Erfahrungen einer an Brustkrebs erkrankten Frau:

Frau K., verheiratet, 38, Kosmetikerin, blond, schlank und stolz auf ihr gutes Aussehen:

„In meinem Beruf wird das einfach erwartet. Vor einem Jahr tastete ich einen Knoten in meiner linken Brust. Zunächst habe ich das nicht ganz ernst genommen, weil ich wegen einer Mastopathie oft Verhärtungen in meinen Brüsten hatte."

Nach der eingehenden Untersuchung beim Frauenarzt der Schock: Verdacht auf Mammakarzinom. Wenige Tage später wird sie operiert. Der Verdacht bestätigt sich: Karzinom, fünf Lymphknoten sind befallen, kein weiterer Befund. Der Chirurg entfernt die linke Brust. Es folgen eine adjuvante (unterstützende) Chemotherapie mit drei Zyklen, danach Bestrahlungen und drei weitere Zyklen Chemotherapie. Frau K. berichtet:

„Als ich nach der Operation aufwachte, war mein erster Gedanke. Jetzt bist du keine schöne Frau mehr. Dabei war ich immer so stolz auf meine Figur. Mein Mann sagte früher oft zu mir: ‚Du bist so ein richtiges Vollweib'."

Auf einmal sieht sie ihre Situation mit ganz anderen Augen.

„Als mein Mann der Krankenschwester freundlich zulächelte, weil sie die von ihm mitgebrachten Blumen in eine Vase stellte, dachte ich, er schaut auf ihren Busen. Wenn ich die Zeitung aufschlug, sah ich nur noch schöne Brüste von schönen Frauen. Je mehr ich davon sah, desto hässlicher kam ich mir vor."

Nach der Entlassung aus dem Krankenhaus bringt sie es nicht fertig, sexuell auf ihren Mann zuzugehen.

» Mein Selbstbewusstsein war ramponiert genug. Ich wollte mir das nicht antun, dass er mich so sieht, mit nur einer Brust. «

Aber auch ihr Mann verhält sich abwartend – aus Rücksicht, wie er später sagt:

» Ich meinte, ich muss sie schonen nach dieser schweren Operation – das muss doch erst mal alles ausheilen, bevor ich wieder mit ihr schlafen kann. «

Frau K. bemerkt die scheinbare Reserviertheit ihres Mannes sofort und fühlt sich in ihren Befürchtungen bestätigt:

» Ich dachte, jetzt begehrt er mich nicht mehr – ich bin wohl keine richtige Frau mehr für ihn. «

Leider haben beide nicht gelernt, offen über ihre Sexualität zu sprechen.

» Ich wurde dann richtig sauer auf ihn und wollte ihn nun erst recht nicht mehr an mich ranlassen. «

Beide Ehepartner waren sehr unglücklich über diese Situation. Es gelang ihnen schließlich doch, in einem Gespräch mit einem Psychologen über ihre Gefühle und Ängste offen zu sprechen und ihre Missverständnisse zu klären. Für Frau K. lautet das Fazit ihrer Erfahrung:

> Heute weiß ich, dass wir uns viel früher hätten aussprechen sollen – aber wir haben uns leider beide nicht getraut.

Die Erfahrungen des Ehepaars bestätigen eine häufige Beobachtung bei Paaren, von denen ein Partner an Krebs erkrankt ist: Beide reagieren – aus Rücksichtnahme auf den anderen – mit Ängsten, die jedoch nicht offen ausgesprochen werden. Die Verunsicherung führt zu einem Rückzugsverhalten und löst dadurch weitere Angst aus, die Initiative zu ergreifen und auf den Partner zuzugehen. So werden auch sexuelle Kontakte immer mehr vermieden – oft trotz vorhandener sexueller Wünsche und Bedürfnisse.

Es kommt sehr darauf an, welche Bedeutung die gemeinsam gelebte Sexualität in der Partnerschaft hatte, ob sie durch andere Befriedigungsformen ersetzt werden kann oder andere Aspekte der Partnerschaft mehr in den Vordergrund treten. Veränderte Formen der sexuellen Begegnung helfen dabei, Verluste erfolgreich zu bewältigen. Dazu ein Beispiel: Wenn es bei einem Mann zu keiner Erektion mehr kommt, empfiehlt sich eine im Englischen als „stuffing“ (stopfen, ausstopfen) bezeichnete Methode. Dabei wird das weiche oder halbsteife Glied mit Hilfe der Finger in die Vagina eingeführt, wobei die Partnerin durch Stoßen der Hüfte mithilft und bei ihren Bewegungen darauf achtet, dass der Penis nicht herausrutscht. Dadurch werden lustvolle Berührungen möglich, obwohl das Erektionsvermögen beeinträchtigt ist.

Eine Krebserkrankung stellt jedoch nicht nur eine Belastung für die Partnerschaft dar. Die Erfahrung zeigt, dass sie für viele Paare zu einem Anlass wird, bisher gewohnte und ausgetretene

Pfade zu verlassen und zu einer positiven Neuorientierung zu finden. Dazu die Äußerung eines Mannes über die Veränderungen in seiner Ehe nach der Erkrankung seiner Frau:

» Nach 24 Jahren Ehe erkrankte meine Frau an Nierenkrebs. Unsere Kinder waren bereits aus dem Haus und unsere Ehe in vielem zur Routine geworden. Ich glaube, uns beiden war eigentlich gar nicht mehr recht bewusst, was wir an Liebe füreinander empfinden. Die Krankheit meiner Frau hat plötzlich alles in Frage gestellt und uns beide wachgerüttelt. Erst dadurch wurde mir wieder bewusst, wie sehr ich eigentlich meine Frau liebe und an ihr hänge. Das hat sich auch sehr belebend auf unsere Sexualität ausgewirkt, die uns ebenso wie unsere Gefühle in der Alltagsroutine langsam abhanden gekommen war. Es klingt vielleicht komisch, aber wir haben durch den Krebs meiner Frau lustvollere und intensivere Begegnungen erlebt als früher. «

Empfängnisverhütung und Schwangerschaft

Wegen der möglichen Auswirkungen einer Krebsbehandlung auf die Fruchtbarkeit oder auf ein sich entwickelndes ungeborenes Kind ist es allgemein empfehlenswert, während dieser Zeit und während eines Zeitraums von etwa zwei Jahren danach auf eine zuverlässige Empfängnisverhütung zu achten. Dabei sind je nach Wahl der Methode folgende Aspekte zu beachten:

- ✗ Antibabypillen mit hohem Progesterongehalt sollten nicht eingenommen werden, da sie das Risiko einer Scheideninfektion erhöhen. Frauen mit hormonabhängigen Tumoren sollten ganz auf die Pille verzichten – auch wenn es sich um Pillen mit sehr niedrigem Hormongehalt handelt („Minipille").
- ✗ Pessare müssen neu angepasst werden, falls durch die Krankheit ein Gewichtsverlust von mehr als 5 Kilogramm aufgetreten ist, da sonst kein sicherer Sitz mehr gewährleistet ist.
- ✗ Spiralen sind nicht zu empfehlen, da ein erhöhtes Risiko von Blutungen und Infektionen besteht.
- ✗ Bei der Anwendung von Kondomen ist u. U. die zusätzliche Benutzung eines wasserlöslichen Gleitgels empfehlenswert, falls die Scheide durch die Krankheit oder Therapiemaßnahmen, zum Beispiel Bestrahlung, geschädigt worden ist und sich nicht mehr ausreichend dehnt oder bei sexueller Erregung nicht feucht wird.

Es ist grundsätzlich zu empfehlen, sich wegen der Empfängnisverhütung fachärztlich beraten zu lassen. Da eine Schwangerschaft durch eine Krebserkrankung und deren Behandlung in ganz unterschiedlicher Weise beeinflusst werden kann, ist auf jeden Fall ein Informationsgespräch wichtig, falls ein Kinderwunsch besteht. Unter Umständen ist es notwendig, noch vor Beginn einer Krebsbehandlung geeignete Maßnahmen zu ergreifen, um die spätere Erfüllung eines Kinderwunsches zu ermöglichen. Dazu gehören Maßnahmen wie die Verlagerung der Eierstöcke vor einer Strahlentherapie des Bauchraumes oder das Einfrieren von Sperma in einer Samenbank.

Die Kosten für eine Tiefkühlkonservierung (Kryokonservierung) werden allerdings zur Zeit von den gesetzlichen Krankenkassen nicht übernommen. Für die Entnahme und Untersuchung des Spermas muss mit einmaligen Kosten von etwa 600 DM, für die Konservierung mit etwa 500 DM pro Jahr gerechnet werden.

Folgende Nebenwirkungen werden bei einer Krebstherapie beobachtet:

Strahlentherapie

Durch eine Unterleibsbestrahlung der Frau kann es zu einer vorübergehenden oder dauerhaften Sterilität kommen. Bei Streustrahlungen ist eine Rückkehr der Fruchtbarkeit möglich, bei direkter Bestrahlung der Eierstöcke bleibt eine dauerhafte Sterilität zurück. Durch die Strahlung besteht das Risiko der Schädigung des Erbmaterials der sich in den Eierstöcken befindlichen Eizellen. Diese Chromosomenschädigungen können Totgeburten in den ersten Schwangerschaftsmonaten oder auch behinderte Kinder mit schwerwiegenden genetischen Schäden zur Folge haben. Bei einem Kinderwunsch ist deshalb unbedingt eine vorherige Beratung durch den Radiologen zu empfehlen.

Bei Männern werden die Hoden nur in sehr seltenen Fällen direkt bestrahlt. Eher ist mit einer Schädigung durch die Streustrahlung zu rechnen, die manchmal anfällt, wenn benachbarte Körperbezirke bestrahlt werden. Es besteht hierdurch die Gefahr einer vorübergehenden Beeinträchtigung der Zeugungsfähigkeit durch die Schädigung der Spermien, in wenigen Fällen auch zu einem jahrelangen Verlust an lebensfähigen Spermien. Die Potenz bleibt erhalten. Da in den Hoden ständig neue Samenzellen entwickelt werden, wird nach mehreren Monaten die Zeugungsfähigkeit wieder erreicht. Sollte ein Kinderwunsch bestehen, ist eine Beratung durch den behandelnden Radiologen über den notwendigen zeitlichen Sicherheitsabstand unbedingt zu empfehlen. Bei Bestrahlungen im Bereich des Beckens oder der Leisten ist es sinnvoll, einen Zeitraum von etwa zwei Jahren einzuhalten, um ein genetisches Risiko zu vermeiden.

Chemotherapie

Eine Chemotherapie gefährdet bei der Frau eine bestehende Schwangerschaft. Es besteht das Risiko, den Embryo unmittelbar zu schädigen. Man spricht hier von der teratogenen Wirkung dieser Medikamente. Werden eine Krebserkrankung oder deren Rezidiv zu einem frühen Zeitpunkt einer bereits bestehenden Schwangerschaft erkannt, muss deshalb gemeinsam mit den behandelnden Ärzten abgewogen werden, ob ein Schwangerschaftsabbruch durchgeführt werden muss oder die Chemotherapie so lange hinausgeschoben werden kann, bis das Kind lebensfähig ist und entbunden werden kann (etwa ab der 33. Schwangerschaftswoche). Bei Fortsetzung der Chemotherapie in der Stillphase ist ein natürliches Stillen des

Kindes meist nicht möglich, da viele Zytostatika in die Muttermilch übertreten und dadurch den Säugling schädigen können.

Nach dem Abschluss einer Chemotherapie ist grundsätzlich eine Schwangerschaft möglich. Wegen des Risikos eines erneuten Auftretens der Krebserkrankung raten jedoch viele Ärzte dazu, den Kinderwunsch in den ersten Jahren nach dem Abschluss der medizinischen Behandlung zurückzustellen. Auf jeden Fall muss je nach den angewandten Zytostatika ein zeitlicher Sicherheitsabstand (Karenzzeit) eingehalten werden, bis die Wirkung dieser Medikamente vollständig abgeklungen ist und die Eireifung in den Eierstöcken wieder ungestört ablaufen kann. Häufig wird ein Zeitraum von mindestens sechs Monaten empfohlen. Eine Beratung durch den behandelnden Onkologen ist unbedingt anzuraten. Die bisherige klinische Erfahrung zeigt, dass Kinder kein erhöhtes Missbildungsrisiko haben, wenn sie von Müttern oder Vätern abstammen, die eine Chemotherapie absolviert haben

Bei Männern kann durch eine Chemotherapie die Spermienkonzentration stark herabgesetzt sein und sich nur sehr langsam wieder verbessern. Es kommt nach einer Chemotherapie manchmal auch zu bleibender Unfruchtbarkeit. Bei bestimmten Chemotherapieprogrammen sollte deshalb erwogen werden, Spermien vor Therapiebeginn in einem speziellen Labordepot tiefkühlkonservieren zu lassen. Nach dem Abschluss einer Chemotherapie gibt ein Spermiogramm Aufschluss über die Fertilität und damit über die Möglichkeit der Erfüllung eines Kinderwunsches.

WO FINDE ICH UNTERSTÜTZUNG UND HILFE?

Ärzte

Um eine sexuelle Störung zu behandeln, ist es unumgänglich, sich Klarheit über mögliche körperliche Ursachen zu verschaffen. Dazu ist eine umfassende Untersuchung und Beratung durch einen erfahrenen Facharzt, zu dem man Vertrauen hat, notwendig. Er kann beurteilen, welche Behandlungsmöglichkeiten überhaupt bestehen und im Einzelfall sinnvoll und erfolgversprechend erscheinen.

Das Thema Sexualmedizin wird bisher im Rahmen des Medizinstudiums in Deutschland leider nur unzureichend gelehrt. Oft beschränken sich die Lehrinhalte der Vorlesungen lediglich auf die Vermittlung anatomischer und physiologischer Kenntnisse. Auswirkungen einer Krankheit und deren Behandlung auf das sexuelle Erleben und Verhalten der Betroffenen werden selten systematisch betrachtet. Jeder Arzt ist bisher darauf angewiesen, sich die entsprechenden Kenntnisse in Weiterbildungsveranstaltungen und auf Kongressen sowie durch das Studium geeigneter Fachliteratur selbst anzueignen, um seinen Patienten konkrete

Hilfestellungen bei sexuellen Problemen anbieten zu können. Daher ist es oft schwierig, einen sexualtherapeutisch kompetenten Arzt zu finden. In manchen Fällen wird der behandelnde Hausarzt oder Onkologe einen Facharzt nennen, der die Behandlung sexueller Störungen durchführt. Häufig handelt es sich dabei um Urologen oder Gynäkologen, die nach einer ausführlichen Erhebung der Vorgeschichte und Diagnostik eine gezielte Behandlung anbieten können. Falls erforderlich, werden weitere Fachärzte wie Neurologen, Endokrinologen, Internisten oder ein Psychotherapeut hinzugezogen.

Kliniken

In manchen Fällen ist auch eine Überweisung an eine urologische oder gynäkologische Poliklinik eines Krankenhauses sinnvoll. Einige Universitätskliniken verfügen darüber hinaus über spezielle sexualmedizinische Sprechstunden, in denen – vor allem bei seelisch bedingten sexuellen Problemen – eine umfassende Beratung angeboten wird.

Psychotherapeuten

Hat eine sexuelle Störung vor allem seelische Ursachen oder spielen diese bei der Auslösung und Aufrechterhaltung der Symptomatik eine wichtige Rolle, kann eine Psychotherapie notwendig werden. Sie wird in Deutschland vor allem durch ärztliche und psychologische Psychotherapeuten durchgeführt. In den letzten Jahren hat sich jedoch ein immer undurchschaubarerer „Psycho-Markt“

entwickelt, auf dem die unterschiedlichsten Psychotherapieverfahren angeboten werden. Für den Laien ist es oft außerordentlich schwierig, die Seriosität einer Psychotherapiemethode oder eines Psychotherapeuten richtig einzuschätzen.

Häufig wird der Hausarzt eine persönliche Empfehlung aussprechen oder Adressen ihm bekannter Psychotherapeuten vermitteln. Man kann auch selbst im Branchenfernsprechverzeichnis unter den Stichworten „Facharzt für Psychotherapeutische Medizin“, Ärzte mit dem Zusatztitel „Psychotherapie“ oder „Psychologische Psychotherapeuten“ nach Eintragungen suchen. Oder man wendet sich an die für das jeweilige Wohngebiet zuständige Geschäftsstelle der Kassenärztlichen Vereinigung (KV), die Listen ausgebildeter und zur Abrechnung mit den Krankenkassen befugter ärztlicher und psychologischer Therapeuten führen. Eine weitere Möglichkeit besteht darin, die eigene Krankenkasse anzusprechen. Diese verfügt in der Regel ebenfalls über entsprechende Verzeichnisse.

Trotz einer zunehmenden Zahl in eigener Praxis arbeitender Psychotherapeuten ist es immer noch schwierig, einen Behandlungsplatz zu finden. Die meisten Therapeuten sind in den Großstädten niedergelassen. Im ländlichen Raum müssen von den Patienten oft weite Wege in Kauf genommen werden, um überhaupt einen Behandlungsplatz zu finden. Jeder muss außerdem damit rechnen, nicht sofort mit einer Psychotherapie beginnen zu können, sondern eine Wartezeit von einigen Wochen bis zu mehreren Monaten in Kauf nehmen zu müssen. Oder man wird an Kollegen weiterverwiesen, die bei Nachfrage aber ebenfalls auf lange Zeit besetzt sind. Die Suche nach einem Behandlungsplatz wird deshalb manchmal zunächst zu einem frustrierenden Erlebnis von Absagen und damit verbundenen Kränkungen.

Sexualberatungsstellen

Gezielte Unterstützung bei Einschränkungen der Sexualität wird durch PRO FAMLIA angeboten, die 1952 gegründet wurde und auf dem Gebiet der Partnerschafts- und Sexualberatung sowie der Familienplanung tätig ist. In mehr als 150 interdisziplinär besetzten Beratungsstellen und sieben Familienplanungszentren mit insgesamt annähernd 900 Mitarbeitern werden Menschen mit Fragen zur Sexualität informiert und beraten.

Deutsche Gesellschaft für Familienplanung,
Sexualpädagogik und Sexualberatung e. V. Pro Familia
Bundesgeschäftsstelle der Pro Familia
Stresemannallee 3
60596 Frankfurt
Tel.: (069) 639002
Fax: (069) 639852

Selbsthilfegruppen

Eine weitere Möglichkeit der Unterstützung bei Problemen im Bereich der Partnerschaft und Sexualität stellen die Selbsthilfegruppen dar, die in vielen Städten existieren und sich regelmäßig zum Meinungs- und Erfahrungsaustausch treffen. Sie sind heute fester Bestandteil unseres Gesundheitssystems. Im Jahr 1989 existierten in der Bundesrepublik etwa 45000 Selbsthilfegruppen, in denen über 500000 Menschen organisiert waren und deren Zahl noch weiter ansteigen wird. Der Bedarf und das Interesse an Möglichkeiten zur Selbsthilfe scheinen groß. Da die Teilnehmer alle selbst Betroffene sind und die aus einer Krebserkrankung resultierenden Schwierigkeiten aus eigenem Erleben kennen, bringen sie ein großes Verständnis auf für die mit der Krankheitsbewältigung in Zusammenhang stehenden Fragen.

Eine Patientin schreibt zwei Jahre nach ihrer Krankenhausbehandlung wegen Brustkrebses folgenden Brief:

> ...Sie haben mir damals während der stationären Behandlung von der Arbeit der Selbsthilfegruppen erzählt und wie wichtig es sei, über seine Erkrankung sprechen zu können. Das war mit meinem Mann leider kaum möglich. Ihm hat meine Krebserkrankung selbst zuviel Angst gemacht, und ich habe das – wohl oder übel – akzeptieren müssen. Ich habe mich dann nach einer Selbsthilfegruppe in meiner Umgebung erkundigt, aber erst mehrere Monate später den Mut gefunden, mich dort persönlich vorzustellen. Vielleicht wollte ich auch in den ersten Wochen nach der Entlassung nicht gleich wieder mit anderen krebskranken Frauen konfrontiert werden. Und es hat mich auch Mut gekostet, meine Sorgen zu offenbaren und mich mir zunächst vollkommen fremden Menschen anzuvertrauen. Aber als ich dann das erste Mal auf einer der Gruppensitzungen war, erstaunte mich das Maß an Offenheit, mit dem die Frauen mir begegneten...

Ich bin auch erleichtert, dass nicht nur über Krebs geredet wird – es aber möglich ist, wenn ich den Wunsch danach habe: über meine Erfahrungen, über meine Schwierigkeiten, meinen durch die Operation veränderten Körper zu akzeptieren, oder die Veränderungen in der Beziehung zu meinem Mann – und das ohne Angst haben zu müssen, auf Unverständnis oder Ablehnung zu stoßen. Ich lerne durch den Austausch eine Menge darüber, wie andere mit ihren Problemen umgehen und kann dadurch auch sehr häufig Lösungsmöglichkeiten für mich entwickeln.
Ich gehe in relativ regelmäßigen Abständen zu den Gruppensitzungen, aber ich könnte mir auch gut vorstellen, dass ich das eines Tages nicht mehr brauche. Ich erinnere mich daran, wie Sie zu mir gesagt haben, dass die Verarbeitung meiner Krankheit lange Zeit dauern wird, und ich bin froh, in dieser Situation nicht alleine zu sein. Das Gefühl, mit anderen in einem Boot zu sitzen, hat etwas Erleichterndes an sich: Ich kann bei ihnen sehen und miterleben, dass ich nicht die einzige bin, die Sorgen und Ängste mit sich herumträgt – und das tut gut! “

Nachfolgend eine Beschreibung der wichtigsten Selbsthilfegruppen für Krebspatienten sowie ein Verzeichnis zentraler Einrichtungen, über die Adressen von in Wohnortnähe arbeitenden Gruppen erfragt werden können.

Bundesverband der Frauenselbsthilfe nach Krebs e. V.

Die Frauenselbsthilfe nach Krebs wurde bereits 1976 gegründet und steht unter der Schirmherrschaft der Deutschen Krebshilfe. In ihr sind Frauen zusammengeschlossen, die eine Krebserkrankung und zum Teil auch die daraus resultierenden sexuellen Probleme aus eigenem Erleben kennen und sich zu Einzelgesprächen und Gruppengesprächskreisen treffen. Sie bietet einen von ehrenamtlich tätigen Mitgliedern durchgeführten Krankenhausbesuchsdienst an und gibt regelmäßig eine Mitgliederzeitschrift heraus. Im gesamten Bundesgebiet bestehen über 270 Gruppen, in denen sich über 30 000 Krebskranke organisiert haben. Ursprünglich vor allem für an Brustkrebs erkrankte Frauen geplant, können sich inzwischen alle krebskranken Frauen – und Männer! – an den Gruppenangeboten beteiligen.

Bundesverband der Frauenselbsthilfe nach Krebs e.V.
B 6, 10/II
68159 Mannheim
Tel.: (0621) 24434
Fax: (0621) 154877
Internet: www.fsh-nach-krebs.de

Deutsche Ileostomie-, Colostomie-, Urostomie-Vereinigung e.V. (ILCO)

Der Name setzt sich aus den Bezeichnungen für die häufigsten Stomaoperationen zusammen: Ileostomie (Dünndarmausgang) und Kolostomie (Dickdarmausgang). Später wurden auch Patienten mit einer Urostomie (künstliche Harnableitung) in den Aufgabenbereich dieser Selbsthilfegruppe einbezogen. Viele Stomaträger fühlen sich nach ihrer Operation unsicher, weil sie Angst haben, abgelehnt zu werden, und weil sie glauben, man ekle sich vor ihnen – dies betrifft natürlich gerade auch den Bereich der Sexualität. Neben der medizinischen Versorgung bleibt jedoch bisher in den Kliniken nur wenig Zeit, sich um diese seelischen Probleme und Schwierigkeiten zu kümmern. Die ILCO hilft hier kompetent, verfügt dazu über etwa 300 regionale Gruppen im gesamten Bundesgebiet, in denen fast 10 000 Mitglieder organisiert sind. Sie bietet einen von ehrenamtlich tätigen Mitgliedern durchgeführten Krankenhausbesuchsdienst an und gibt regelmäßig eine Mitgliederzeitschrift heraus.

Deutsche Ileostomie-, Colostomie-,
Urostomie-Vereinigung e.V. (ILCO)
Kepserstr. 50
85356 Freising
Tel.: (08161) 84909 u. 84911
Fax: (08161) 85521
e-mail: info@ilco.de
Internet: www.ilco.de

Bundesverband der Kehlkopflosen e.V.

In diesem Verband sind Menschen zusammengeschlossen, deren Kehlkopf entfernt werden musste und die sich in dieser besonderen Situation gegenseitig unterstützen. Nach der Operation wird man dort unter anderem über spezielle Hilfsmittel für Kehlkopflose (zum Beispiel elektronische Sprechhilfen) beraten oder bei der Suche nach qualifizierten Logopäden unterstützt, die dabei behilflich sind, die Speiseröhren-Ersatzstimme zu erlernen. Viele Teilnehmer engagieren sich aber auch in den Gruppen, weil ihnen die ausschließlich medizinische Versorgung im Umgang mit der Krankheit und ihren Folgen nicht genügt.

Bundesverband der Kehlkopflosen e.V.
Obererle 65
45897 Gelsenkirchen
Tel.: (02 09) 59 22 82
Fax: (02 09) 59 22 82

Arbeitskreis der Pankreatektomierten e.V.

Im Arbeitskreis der Pankreatektomierten sind Menschen zusammengeschlossen, denen wegen unterschiedlichster Ursachen die Bauchspeicheldrüse entfernt wurde. Dieser Eingriff kann je nach Umfang einschneidende Veränderungen der gesamten Lebensweise mit sich bringen, da als Folge häufig ein Typ-I-Diabetes und die Abhängigkeit von künstlich zugeführten Verdauungsenzymen sowie von Vitaminen entstehen. Konsequente Blutzuckerkontrollen sowie ein strenger Diätfahrplan werden dadurch notwendig. Die Selbsthilfeorganisation hilft durch detaillierte medizinische Beratung, aber sie bietet auch Unterstützung an, wenn im Zusammenhang mit der Erkrankung seelische Belastungen auftreten.

Arbeitskreis der Pankreatektomierten e.V.
Krefelder Str. 52
41539 Dormagen
Tel.: (021 33) 423 29
Fax: (021 33) 426 91

Deutsche Leukämie-Forschungshilfe (DLFH)

Hinter diesem eher wissenschaftlich klingenden Namen verbirgt sich die Selbsthilfegruppe für krebskranke

Kinder und Jugendliche. Sie bietet für Eltern erkrankter Kinder Information und Beratung an und verfügt im gesamten Bundesgebiet über regionale Kontaktgruppen. Daneben sind in der DLFH aber auch krebskranke Jugendliche zusammengeschlossen, die sich in eigenen Gruppen organisiert haben und regelmäßig gemeinsame Veranstaltungen durchführen.

Deutsche Leukämie-Forschungshilfe (DLFH)
Aktion für krebskranke Kinder e.V.
- Dachverband -
Joachimstr. 20
53113 Bonn
Tel.: (0228) 91394-30
Fax: (0228) 91394-33
e-mail: dlfhbonn@t-online.de
Internet: www.kinderkrebsstiftung.de

Gesellschaft für Inkontinenzhilfe e.V.

Informationen und Unterstützung für Menschen mit Harn- oder Stuhlinkontinenz bietet die Gesellschaft für Inkontinenzhilfe, die auf Anfrage Informationsmaterial mit Listen von Selbsthilfegruppen und Beratungsstellen zusendet:

Deutsche Gesellschaft für Inkontinenzhilfe e.V.
Friedrich Ebert Str. 124
34119 Kassel
Tel.: (0561) 780604
Fax: (0561) 776770
e-mail: GIH-kassel@t-online.de
Internet: www.GIH.de

Für Betroffene, die sich einer Selbsthilfegruppe anschließen wollen, ist es oft schwierig, den ersten Schritt zu tun. Wo finde ich Gleichgesinnte? Welche Stellen können mir Informationen vermitteln? Was kann ich tun, wenn an meinem Wohnort noch keine Selbsthilfegruppe für Krebskranke existiert? Am einfachsten ist es sicherlich, sich einer der bereits bestehenden Selbsthilfegruppen anzuschließen. Manche von ihnen inserieren in regelmäßigen Abständen in den Tageszeitungen. Meistens verfügen auch die Gesundheitsämter und Wohlfahrtsverbände über entsprechende Informationen. Zunehmend häufiger kennen auch Haus- und Fachärzte das lokale Angebot an Selbsthilfegruppen. Auskünfte erteilen der Krebsinformationsdienst, die Deutsche Krebshilfe, die Sekretariate der Selbsthilfeorganisationen sowie überregionale Informationsstellen.
Weitere Adressen, auch von nicht in den oben genannten Organisationen zusammengeschlossenen Selbsthilfegruppen, erfahren Sie über:

**Nationale Kontakt- und Informationsstelle
zur Anregung und Unterstützung
von Selbsthilfegruppen (NAKOS)
Albrecht Achilles Str. 65
10709 Berlin
Tel.: (030) 8914019
Fax: (030) 8934014
e-mail: nakos@gmx.de
Internet: www.nakos.de**

**Deutsche Arbeitsgemeinschaft
Selbsthilfegruppen e.V. (DAGSHG)
Friedrichstr. 28
35392 Gießen
Tel.: (0641) 7022478**

MalteserTelefon

Das MalteserTelefon ist eine ServiceEinrichtung, die Ratsuchenden Kontaktadressen von Verbänden, staatlichen Stellen, Selbsthilfegruppen und privaten Initiativen in der Bundesrepublik vermittelt:

MalteserTelefon
Tel.: (02 21) 34 10 11

Krebsinformationsdienst (KID)

Der telefonische Krebsinformationsdienst ist an das Deutsche Krebsforschungszentrum in Heidelberg angegliedert und verfolgt die Absicht, als Drehscheibe zwischen Arzt und Patient, zwischen Forschungseinrichtungen und Bürger zu fungieren. Speziell dazu ausgebildete haupt- und ehrenamtliche Mitarbeiter informieren jeden Interessierten kostenlos zu Fragen der Ursachen, der Entstehung, Verhütung, Erkennung und Behandlung sowie der Nachsorge von Krebserkrankungen. Er vermittelt auch hilfreiche Adressen für Krebspatienten und deren Angehörige und gibt Hinweise auf empfehlenswerte Bücher, Broschüren und Informationsmaterialien. Zu bestimmten Zeiten wird auch ein Informationsdienst in türkischer Sprache angeboten.

Krebsinformationsdienst (KID)
Deutsches Krebsforschungszentrum Heidelberg
Im Neuenheimer Feld 280
69120 Heidelberg

Tel.: (06221) 410121
(Montag bis Freitag zwischen 8.00 und 20.00 Uhr)

Die Informationen des Krebsinformationsdienstes sind auch über das Internet abrufbar:

Internet: www.krebsinformation.de sowie
www.dkfz-heidelberg.de

Der Krebsinformationsdienst bietet auch einen eigenen Informationsdienst Krebsschmerz (KSID) an, der zu Fragen der Schmerzbehandlung bei Krebserkrankungen informiert.

Tel.: (06221) 422000
(Montags bis Freitags 13.00 bis 17.00 Uhr)
e-mail: krebsschmerz@dkfz.de

Deutsche Krebshilfe

Auskünfte über Adressen von in Wohnortnähe gelegenen Selbsthilfegruppen erteilt:

Deutsche Krebshilfe e.V.
Thomas Mann Str. 40
53111 Bonn
Tel.: (0228) 729900
Fax: (0228) 7299011
Internet: www.krebshilfe.de
e-mail: deutsche@krebshilfe.de

Kontaktadressen der Deutschen Gesellschaft für Sexualforschung

Abteilung für Sexualforschung
Universitätskrankenhaus Eppendorf
Martinistr. 52
20246 Hamburg
Tel.: (040) 47172225
Fax: (040) 47176406

Abteilung für Sexualwissenschaft
Klinikum der J. W. v. Goethe-Universität
Theodor-Stern-Kai 7
60596 Frankfurt
Tel.: (069) 63017614
Fax: (069) 63016658

An folgenden Kliniken bestehen außerdem sexualmedizinische Beratungsangebote:

Lehrstuhl für Sexualwissenschaft und Sexualmedizin
Universitätsklinikum Charité
Tucholskystr. 2
10117 Berlin
Tel.: (030) 28026351, 28026481
Fax: (030) 28026455

Sexualmedizinische Forschungs- und Beratungsstelle
Christian-Albrechts-Universität Kiel
Arnold-Heller-Str. 12
24105 Kiel

Tel.: (04 31) 5 97 36 50
Fax: (04 31) 5 97 39 84

Sexualberatung für Tumorpatienten
an der Psychosozialen Nachsorgeeinrichtung
der Chirurgischen Universitätsklinik Heidelberg
Im Neuenheimer Feld 155
69120 Heidelberg
Tel.: (0 62 21) 56 27 27
Fax: (0 62 21) 56 52 50

Pro Familia
Stresemannallee 3
60596 Frankfurt am Main
Tel.: (0 69) 63 90 02
Fax: (0 69) 63 98 52
e-mail: info@profamilia.de
Internet: www.profamilia.de

Erklärung medizinischer Fachbegriffe

Ablatio

Entfernung, zum Beispiel Amputation der weiblichen Brust (ablatio mammae) oder Entfernung eines Hodens (ablatio testis).

Alopezie

Teilweiser oder vollkommener Haarausfall, zum Beispiel als Folge einer Chemotherapie

Androgenblockade

Blockierung der Androgenproduktion im Rahmen der Therapie des Prostatakarzinoms.

Androgene

Sammelbegriff für die männlichen Sexualhormone, die die Ausbildung der sekundären Geschlechtsmerkmale des Mannes und das sexuelle Verlangen steuern; das wichtigste Androgen ist das Testosteron.

Antiandrogene

Substanzen, die die Wirkung der Androgene an den Erfolgsorganen (zum Beispiel Prostata) blockieren.

Antihormone

Substanzen, die die Wirkung der im menschlichen Körper gebildeten Hormone blockieren und bei der Behandlung von hormonabhängigen Tumoren (zum Beispiel Prostatakrebs) zum Einsatz kommen können.

Antiöstrogene

Substanzen, die die Wirkung von Östrogen an östrogenabhängigen Tumorzellen oder Metastasen blockieren. Behandlungsverfahren bei hormonabhängigen Tumoren, zum Beispiel dem fortgeschrittenen Brustkrebs.

Anus praeter (naturalis)

Künstlicher Darmausgang im Bereich der Bauchdecke zur Stuhlentleerung (in einen Auffangbeutel).

Aphrodisiaka
Mittel zur Anregung des Geschlechtstriebes.

Aspermie
Fehlen von Samenfäden im Ejakulat.

Azoospermie
Fehlen ausgereifter und lebensfähiger Samenfäden im Ejakulat.

Beckenbodengymnastik
Krankengymnastische Maßnahmen zur Kräftigung der Muskeln des Beckenbodens; wird im Rahmen der Behandlung einer Harn- oder Stuhlinkontinenz eingesetzt.

Bougierung
Verfahren zur Ausdehnung und Erweiterung einer verengten Stelle, zum Beispiel in der Harnröhre.

Dyspareunie
Sammelbegriff für unangenehme Empfindungen beim sexuellen Verkehr.

Dysurie
Erschwerte und schmerzhafte Harnentleerung.

Ejakulation
Samenerguss beim Orgasmus des Mannes.

Retrograde Ejakulation
Nach einem operativen Eingriff, der den inneren Schließmuskel am Blasenhals beschädigt hat, wird der Samen bei der Ejakulation nicht mehr nach vorne (d. h. über den Penis), sondern nach hinten in die Blase ausgestoßen (trockener Orgasmus).

Exenteration
Sogenannte Ausweidung. In der Gynäkologie wird darunter die ausgedehnte bis vollständige Entfernung der Organe des kleinen Becken

(Blase, Geschlechtsorgane, Enddarm) bei Vaginal oder Zervixkarzinom verstanden.

Fertilität

Zeugungsfähigkeit des Mannes bzw. Fähigkeit der Frau, ein Kind zu empfangen und zu gebären.

Fibrose

Eine Vermehrung körpereigenen Bindegewebes, u. a. als unerwünschte Folge einer Strahlentherapie, die sexuelle Funktionsstörungen zur Folge haben kann, zum Beispiel Erektionsstörungen.

Gestagene

Sammelbegriff für eine Gruppe weiblicher Sexualhormone, zum Beispiel das Gelbkörperhormon Progesteron.

GnRHAnaloga

Medikamente zur Behandlung hormonabhängiger Tumoren; Ansatzpunkt ist das GonadotropinReleasingHormon (GnRH), das im Hypothalamus gebildet wird und auf die Hormonproduktion Einfluss nimmt (synonym: LHRHAnaloga).

Gonaden

Sammelbegriff für die weiblichen und männlichen Keimdrüsen, d. h. die Eierstöcke und Hoden.

Gynäkomastie

Anschwellen der Brustdrüsen aufgrund eines erhöhten Östrogenspiegels.

Hämatospermie

Blut im Sperma.

Hämaturie

Blutbeimengungen im Urin.

Hormone

Vom Körper gebildete Signalstoffe, die an den Erfolgsorganen biochemische Reaktionen (Stoffwechselveränderungen) auslösen.

Hormonrezeptoren

An der Oberfläche von Zellen befindliche Empfangsstellen, an denen die Hormone andocken und dann ihre Wirkung entfalten. Je nach dem, ob die Rezeptoren nachweisbar sind oder nicht, spricht man von „rezeptorpositiven" oder „rezeptornegativen" Zellen.

Hormontherapie

Entzug oder Zugabe von körpereigenen Hormonen (oder die Behandlung mit Hormonen), hormonähnlichen Substanzen und Hormonanaloga, zum Beispiel im Rahmen der Therapie hormonabhängiger Tumoren mit dem Ziel, deren Wachstum zu hemmen und Tumorzellen zum Absterben zu bringen.

Hormonanaloga

Künstlich hergestellte hormonähnliche Substanzen, die im Rahmen einer Hormontherapie zum Einsatz kommen können.

Hysterektomie

Operative Entfernung der Gebärmutter durch Öffnung der Bauchhöhle oder von der Scheide aus.

Ileostoma

Künstlicher Dünndarmausgang zur Stuhlentleerung (in einen Auffangbeutel).

Ileum-Neoblase

Anlage einer Ersatzblase aus Gewebe des Dünndarms zum Erhalt der Reservoirfunktion der Blase und Kontinenz.

Impotenz

Sammelbegriff für sexuelle Störungen des Mannes, insbesondere der Erektion (Impotentia coeundi) und Ejakulation, im weiteren Sinn auch für Störungen der Zeugungsfähigkeit (Impotentia generandi).

Impotenz, erektile

Sammelbegriff für Erektionsstörungen des Mannes, körperlich und/oder seelisch bedingt.

Indikation

Der Grund für die Wahl eines bestimmten diagnostischen oder therapeutischen Vorgehens bei einer Krankheit.

Infertilität

Sammelbegriff für die Unfruchtbarkeit der Frau bzw. des Mannes.

Inkontinenz

Verlust der Kontrolle über die Blasen- oder Darmfunktion und unwillkürlicher Abgang von Urin oder Stuhl. Grund kann eine Schwächung des Schließmuskelsystems sowie der zugehörigen Nervenbahnen sein oder eine mögliche Nebenwirkung operativer Eingriffe im Bereich von Blase oder Enddarm (zum Beispiel radikale Prostatektomie).

Irrigationstechnik

Verfahren zur Darmspülung bei Stomapatienten. Durch die Irrigation kann eine Kontinenz über 24 bis 48 Stunden erreicht werden.

Kapselfibrose

Spätkomplikation nach dem Brustaufbau mittels einer Silikonprothese. Sie kann sich in lokalen Schmerzen, Hauteinziehungen oder einer harten, sich unnatürlich anfühlenden Brust äußern. Zur Behandlung der Kapselfibrose muss eine manuelle oder operative Kapselsprengung durchgeführt werden.

Karzinom, duktales

Karzinom in den Milchgängen.

Karzinom, lobuläres

Karzinom, das von den Drüsenläppchen der Brust ausgeht.

Kastration

Entzug der Geschlechtshormone durch Operation (Orchiektomie) oder medikamentöse Maßnahmen (chemische Kastration).

Klimakterium

Wechseljahre vorwiegend der Frau durch Veränderungen des Hormonhaushaltes. Kann durch Schädigung oder Entfernung der Eierstöcke vorzeitig einsetzen.

Kohabitation

Beischlaf

Kolostoma

Künstlicher Dickdarmausgang zur Stuhlentleerung in einen Auffangbeutel.

Kolpitis

Entzündliche Veränderung der Scheide, zum Beispiel nach einer Strahlentherapie (radiogene Kolpitis).

Kryokonservierung

Tiefkühlkonservierung von Zellen oder Gewebe in flüssigem Stickstoff, zum Beispiel von Sperma.

LHRH-Analoga

Abkürzung für „luteinizing hormone releasing hormone analoga". Substanzen, die auf die Hypophyse einwirken und dadurch indirekt die Produktion von Testosteron in den Hoden oder von Östrogen in den Eierstöcken verhindern. Behandlungsmethode beim fortgeschrittenen Prostatakarzinom bzw. Mammakarzinom (synonym: GnRH-Analoga).

Libido

Sexualtrieb, geschlechtliches Verlangen.

Lubrikation

Absonderung von Schleim als Gleitsubstanz durch spezielle Zellen der Scheide während der sexuellen Erregung, die das Eindringen des Gliedes erleichtern.

Lumpektomie

Brusterhaltende Operation, bei der nur der Tumor mit einem krebsfreien Gewebesaum entfernt wird.

Luteinisierendes Hormon (LH)

Ein Hormon, das von der Hirnanhangdrüse ausgeschieden wird und in den Keimdrüsen (Eierstöcke bzw. Hoden) den Anstoß zur Produktion der Geschlechtshormone gibt.

Mammakarzinom

Brustkrebs

Mamille

Brustwarze

Mastektomie

Operative Entfernung der weiblichen Brust.

Mastektomie, subkutane

Entfernung des Drüsengewebes der Brust bei Erhalt des äußeren Hautmantels.

Menopause

Zeitpunkt der letzten Menstruation. Eintritt in das Klimakterium.

Miktion

Harnentleerung

MUSE®

Abkürzung für „Medicated Urethral System for Erection". Medikament zur Behandlung von Erektionsstörungen.

Mutagen

Substanz der Behandlungsmaßnahme, die sich schädigend auf das Erbmaterial der Keimzellen, d. h. der Eizellen und Samenfäden, auswirkt.

Neoadjuvante Chemotherapie

Chemotherapie mit dem Ziel, den Tumor zu verkleinern und dadurch den nachfolgenden Operationserfolg zu verbessern.

Neovagina

Durch eine Operation (Scheidenplastik) neu angelegte Scheide aus an der Körperoberfläche entnommener Haut oder aus einem Dickdarmsegment.

Normospermie

Normale Zahl und Funktion der männlichen Samenfäden im Ejakulat.

Östrogene

Sammelbegriff für eine Gruppe weiblicher Sexualhormone, die in den Eierstöcken (sowie in der Nebenniere und Leber) gebildet werden. Die wichtigsten Östrogene sind das Östradiol, das Östron und das Östriol.

Oligo(zoo)spermie

Verminderte Zahl von Samenfäden im Ejakulat (unter 50 Mio./ml).

Orchis

Lat. Begriff für den Hoden.

Orchiektomie (einseitige, beidseitige Orchiektomie)

Operative Entfernung eines oder beider Hoden, zum Beispiel bei Hodentumor oder zur Erzielung eines Hormonentzugs bei fortgeschrittenem Prostatakarzinom.

Orchiektomie, subkapsuläre

Operative Ausschälung der Hoden, wobei im Gegensatz zur Orchiektomie die Hodenhüllen, die Nebenhoden sowie die Samenstränge erhalten bleiben. Behandlungsverfahren zur Hormonentzugsbehandlung, zum Beispiel bei fortgeschrittenem Prostatakarzinom.

Ovarektomie

Chirurgische Entfernung der Eierstöcke, zum Beispiel als adjuvante Therapie bei hormonabhängigem Brustkrebs.

Papaverin

Eine blutgefäßerweiternde Substanz, die u. a. bei Erektionsstörungen eingesetzt werden kann (s. SKAT-Technik). Das Papaverin führt bei intakter Blutversorgung der Schwellkörper zu einer Erektion.

Papaverintest

Die Injektion von Papaverin in die Schwellkörper ergibt Hinweise darauf, ob eine eher körperlich oder seelisch bedingte Impotenz vorliegt.

Penektomie, partielle oder totale

Teilweise oder vollständige operative Entfernung des männliches Gliedes, zum Beispiel bei fortgeschrittenem Peniskarzinom.

Phentolamin

Ein bei Bluthochdruck zum Einsatz kommendes Medikament, das auch lokal zur Behandlung von Erektionsstörungen eingesetzt werden kann (s. SKAT-Technik).

Pouch

Ein aus Dünn- und/oder Dickdarm gebildetes Reservoir für Urin oder Stuhl, durch das entweder ein kontinentes Stoma oder die natürliche Kontinenz erhalten bleiben kann.

Priapismus

Schmerzhafte Dauererektion des Penis, zum Beispiel bei falscher Dosierung gefäßaktiver Substanzen bei der SKAT-Technik.

Progesteron

Gelbköperhormon, zu der Hormongruppe der Gestagene zählend.

Prolaktinom

Ein selten auftretender Tumor des Zentralnervensystems, der durch die vermehrte Ausschüttung des körpereigenen Hormons Prolaktin zu sexuellen Funktionsstörungen führen kann, zum Beispiel zu Erektionsstörungen.

Prostaglandine

Sammelbegriff für zahlreiche natürliche und künstlich hergestellte hormonähnliche Substanzen, die in der Samenflüssigkeit und den Keimdrüsen nachgewiesen wurden. Eine Untergruppe, das Prostaglandin E1 wird zur Behandlung von Erektionsstörungen angewandt (s. SKAT-Technik).

Prostatektomie, radikale

Operatives Behandlungsverfahren bei Prostatakarzinom im Frühstadium; die Prostata wird einschließlich Samenbläschen, Samenleitern, einem Teil des Blasenhalses sowie den in direkter Nähe befindlichen Lymphknoten operativ entfernt.

Quadrant

Um die Lage von Veränderungen in der weiblichen Brust exakt beschreiben zu können, wird die Brust in vier Quadranten aufgeteilt: oberer äußerer, oberer innerer, unterer äußerer und unterer innerer Quadrant.

Refraktärperiode

Zeitabschnitt nach dem Höhepunkt des Mannes, in dem im Gegensatz zur Frau kein weiterer Orgasmus möglich ist. Die Refraktärperiode verlängert sich mit zunehmendem Alter.

Schwellkörper-Auto-Injektions-Therapie (SKAT)

Behandlungsverfahren zur Therapie von Erektionsstörungen durch Injektion gefäßaktiver Substanzen (zum Beispiel Papaverin) in die Schwellkörper.

Semikastration

Operative Entfernung eines Hodens, zum Beispiel bei Hodentumor.

Seminom

Bösartiger Hodentumor, häufigster maligner Tumor bei jüngeren Männern.

Sexualhormone

Sammelbegriff für die Hormone, die die männliche und weibliche

Sexualität und Fortpflanzung beeinflussen. Zu den weiblichen Sexualhormonen zählen die Östrogene und Gestagene, zu den männlichen Sexualhormonen insbesondere das Testosteron.

Spermien

Reife Samenfäden

Spermiogramm

Summe der Befunde bei Untersuchung des Ejakulats, insbes. Anzahl, Beweglichkeit und Strukturaufbau der Spermien.

Sphinkter

Schließmuskel der Blase oder des Enddarms. Bei der Blase wird ein innerer und äußerer Schließmuskel unterschieden; nach Prostataoperationen ist häufig der innere Schließmuskel verletzt und nicht mehr funktionsfähig. In der Folge kann eine Harninkontinenz auftreten.

Stomaanlage

Anlage eines künstlichen Ausgangs zur Harn- oder Stuhlentleerung (in einen Auffangbeutel).

Strahlenfibrose

Eine Vermehrung körpereigenen Bindegewebes als unerwünschte Folge einer Strahlentherapie, die sexuelle Funktionsstörungen zur Folge haben kann, zum Beispiel Erektionsstörungen.

Streustrahlung

Ungewollt bei der Bestrahlung von Tumoren von dem eigentlichen Strahlungsziel abweichende Strahlung. Sie macht Schutzmaßnahmen erforderlich, um den Patienten und das Behandlungspersonal zu schützen.

Substitutionsbehandlung

Zufuhr einer fehlenden oder nur in unzureichender Menge vorhandenen Substanz, zum Beispiel von Geschlechtshormonen wie dem Östrogen nach dem Klimakterium.

Teratogen

Substanz oder Behandlungsmaßnahme, die zu Mißbildungen eines Embryos während einer bestehenden Schwangerschaft führen kann (zum Beispiel bei bestimmten Polychemotherapien).

Testosteron

Männliches Sexualhormon, das überwiegend in den Hoden, zu einem geringen Teil auch in den Nebennieren, gebildet wird.

Tubensterilisation

Verfahren zur Empfängnisverhütung durch operative Unterbindung der beiden Eileiter der Frau (Tubenligatur).

Tumeszenz

Vergrößerung des männlichen Gliedes durch die Steigerung des Blutzuflusses und gleichzeitige Drosselung des Blutabflusses in den Schwellkörpern.

Ureter

Harnleiter

Uretra

Harnröhre

Ureterostomie, kutane

Anlage eines künstlichen Ausgangs des Harnleiters zur Ausleitung des Urins im Bereich der Bauchdecke.

Urostoma

Künstlicher Blasenausgang zur Entleerung des Harns in einen Auffangbeutel.

Vaginismus

Verkrampfung des Scheideneingangs bei Berührung oder dem Versuch eines Koitus; meist seelisch bedingt.

Vasektomie

Verfahren zur Empfängnisverhütung durch operative Unterbrechung der beiden Samenleiter des Mannes.

Virilisierung

Bezeichnung für die Vermännlichung einer Frau (zum Beispiel Bartwuchs, Tieferwerden der Stimmlage usw.); kann u. a. als Nebenwirkung von bestimmten Medikamenten auftreten.

Vulva

Bezeichnung für die äußeren weiblichen Geschlechtsteile, d. h. den Schamhügel, die großen und kleinen Schamlippen, die auf deren Innenseite mündenden Bartholinischen Drüsen, die Klitoris sowie den Scheidenvorhof.

Vulvektomie

Operative Entfernung der großen und kleinen Schamlippen, meist in Kombination mit der Ausräumung der umgebenden Lymphknoten, zum Beispiel beim Vulvakarzinom.

Zervix

Bezeichnung für den Gebärmutterhals.

Zystektomie

Teilweise oder vollständige Entfernung der Blase, zum Beispiel beim Blasenkarzinom.

Zystitis

Entzündung der Blase, zum Beispiel als unerwünschte Nebenwirkung einer Bestrahlung des Beckenraums.

Weiterführende Literatur

Zum Thema Krebs:

Stamatiadis-Smidt, H., Sellschopp, A. (Hrsg.): Thema Krebs. Springer, Berlin Heidelberg New York, 2. überarbeitete Auflage 1998.

Rund 250.000mal haben Menschen aus ganz Deutschland in den letzten Jahren beim Krebsinformationsdienst im Deutschen Krebsforschungszentrum angerufen, um Auskünfte zum Thema Krebs zu erhalten. In diesem Buch sind die Antworten auf die häufigsten Fragen zusammengestellt: nach den Ursachen der Krebsentstehung, Risikofaktoren, Diagnosemöglichkeiten und den schulmedizinischen oder alternativen Behandlungsmethoden.

Zum Thema Krankheitsverarbeitung (allgemein):

Kappauf, H., Gallmeier WM: Nach der Diagnose Krebs – Leben ist eine Alternative. Herder, Freiburg, 6. überarbeitete Neuausgabe 2000

Zum Thema Sexualität (allgemein):

Dunde, S. (Hrsg.): Handbuch Sexualität. Deutscher Studien Verlag, Weinheim, 1992.

Haeberle, E.J.: Die Sexualität des Menschen. Handbuch und Atlas. Walter de Gruyter, Berlin, 2. erweiterte Auflage, 1985

Hertoft, P.: Sexologisches Wörterbuch. Deutscher Ärzte-Verlag, Köln, 1993.

Masters, W.H., Johnson, V. E.: Liebe und Sexualität. Ullstein, Frankfurt Berlin, 1990.

Offit, A: Das sexuelle Ich. Klett-Cotta, Stuttgart, 1979.

Nuber, U. (Hrsg.): Frauen und Sexualität.
Heyne, München, 1993.
Zilbergeld, BEISPIEL: Die neue Sexualität der Männer.
dgvt-Verlag, Tübingen, 1994.

Zum Thema Brustkrebs:

Berg, Lilo : Brustkrebs. Wissen gegen Angst.
Kunstmann, München, 2. überarbeitete Neuauflage 2000.
Goldmann-Posch, Ursula: Der Knoten über meinem Herzen.
Brustkrebs darf kein Todesurteil sein: Therapien und andere Hilfen.
Blessing Verlag, München, 2000.
Love, Susan: Das Brustbuch. Was Frauen wissen sollten.
Limes, München, 1996.

Zum Thema Hodenkrebs:

Hartlapp Joachim; Albers, Peter; Freudenberg, Elke:
Hodenkrebs. Ein Ratgeber für Patienten und ihre Angehörigen.
Weingärtner Verlag, St. Augustin, 1999.

Zum Thema Blasenkrebs:

Krege, Susanne: Blasenkrebs. Ein Ratgeber für Patienten.
Weingärtner Verlag, St. Augustin, 1999.

Zum Thema Prostatakrebs:

Dombo, Olaf u. Otto, Ullrich: Prostatakrebs.
Weingärtner Verlag, St. Augustin, 2000.
Korda, Michael: Von Mann zu Mann. Ich hatte Prostatakrebs.
Limes, München, 1997.

Zum Thema Inkontinenz:

Millard, Richard J.: Vom Drang zur Pein. Blasenkontrolle als Selbsthilfe für Sie und Ihn. Ein Ehrenwirth-Beratungsbuch. Ehrenwirth Verlag, München, 1992.

Sachsenmaier, Brigitte: Inkontinenz. Hilfen, Versorgung und Pflege. Schlütersche Verlagsanstalt, Hannover, 1991.

Zur Arbeit der Selbsthilfegruppen:

Alt, Dieter, Boehm, Gero v., Weiss, Georg (Hrsg.): Miteinander reden. Brustkrebskranke Frauen sprechen mit Experten. Springer Verlag, Berlin Heidelberg New York, 1986.

Koesters, Winfried: Vom Ich zum Wir. Selbsthilfegruppen finden, gründen, führen. Trias Verlag, Stuttgart, 1992.

Moeller, Michael Lukas: Selbsthilfegruppen. Rowohlt Verlag, Reinbek, 1978.

PatientenLiteraturDienst (PLD)

Bei der Suche nach geeigneter Literatur zu den Themen Krebs beziehungsweise Krebs und Sexualität hilft der PatientenLiteraturDienst. Er ist unter **www.patientenliteratur.de** im Internet vertreten. Kurzfristig kann über den PLD auch jedes andere Buch zum normalen Ladenpreis bestellt und geliefert werden.

PatientenLiteraturDienst
Eresburgstr. 1
12103 Berlin
Tel.: (0 30) 75 00 85 82
Fax: (0 30) 75 00 85 83
E-Mail : info@patientenliteratur.de
Internet: www.patientenliteratur.de

Im Text zitierte Veröffentlichungen

F, Antje: Diagnose Krebs - Ein Plädoyer für die Hoffnung.
Verlag 71, Plön, 1994

Deter HC, Heintze-Hook C (1986): Möglichkeiten der Einbeziehung körpertherapeutischer Verfahren in die tiefenpsychologisch fundierte, krankheitsorientierte Gruppentherapie von Asthmapatienten.
In: Brähler E. (Hrsg.): Körpererleben. Ein subjektiver Ausdruck von Leib und Seele. Springer, Heidelberg, 90-109.

Lentz, Leonhard: Der Indianer.
Rowohlt, Reinbek bei Hamburg, 1993

Offit, Avodah: Das sexuelle Ich.
Klett-Cotta, Stuttgart, 1979

Vincent, C.E., Vincent, B., Greiss, F.C., Linton, E.:
Some marital concomitants of carcinoma of the cervix.
South Med J. 68: 552-558, 1975

Wander, Maxie: Leben wär' eine prima Alternative.
Tagebuchaufzeichnungen und Briefe.
Luchterhand, Darmstadt, 1980

Schlagwortverzeichnis

Verzeichnis der Abbildungen

Bildquellennachweis

Amoena, Raubling (15, 19); Astra, Hamburg (9, 10, 11, 12, 13); Dr. med. Chatsiproios, Mannheim (22); Coloplast Hamburg (6, 7, 8); Heise, Dortmund (16, 17, 18); Mentor, Neufahrn (20, 21, 25, 26, 27, 28); Dr. med. Petry, Hannover (24); Dr. med. Poleska, Krefeld (23).

Nachwort

Wir möchten an dieser Stelle den Patienten danken, die uns ihre eigenen Erfahrungen anvertraut und ihr Einverständnis zur Veröffentlichung in diesem Buch gegeben haben. Außerdem danken wir der American Cancer Society für vielfache Anregungen, den Firmen Amoena, Medizintechnik Heise, Mentor und Inamed für ihre Unterstützung durch die Bereitstellung von Bildmaterial.

Wie jede Wissenschaft ist die onkologische Medizin ständigen Entwicklungen unterworfen. Forschung und klinische Erfahrung erweitern die Erkenntnisse, insbesondere, was die möglichen Behandlungsverfahren anbelangt. Soweit in diesem Werk Therapieverfahren und deren mögliche Auswirkungen auf die Sexualität beschrieben werden, darf der Leser darauf vertrauen, dass wir große Sorgfalt darauf verwandt haben, dass die Angaben dem Wissensstand bei Fertigstellung des Werkes entsprechen.

Wir freuen uns über Ihre Anregungen oder Kritik zu dem vorliegenden Buch; Sie erreichen uns unter folgender Anschrift:

Dipl.-Psych. Dipl.-Biol. Stefan Zettl
Medizinische Universitätsklinik Heidelberg
Nierenzentrum
Bergheimer Str. 56 a
69115 Heidelberg
e-mail: stefan.zettl@med.uni-heidelberg.de

Prof. Dr. med. Joachim Hartlapp
Klinik für Onkologie, Hämatologie
und Immunologie
Städtische Kliniken Osnabrück
Am Finkenhügel 1
49076 Osnabrück